神経心理学コレクション

シリーズ編集
山鳥 重
河村 満
池田 学

心はどこまで脳なのだろうか

兼本 浩祐
愛知医科大学教授・精神科学

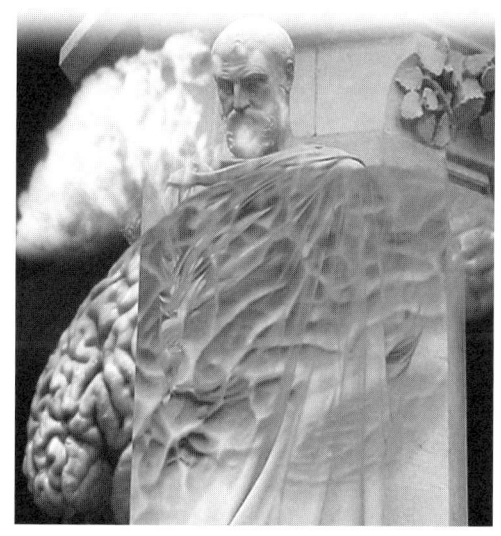

医学書院

心はどこまで脳なのだろうか
〈神経心理学コレクション〉

発　　行	2011年 5 月15日　第 1 版第 1 刷ⓒ
	2012年 8 月 1 日　第 1 版第 2 刷
著　者	兼本浩祐
発行者	株式会社　医学書院
	代表取締役　金原　優
	〒113-8719　東京都文京区本郷 1-28-23
	電話　03-3817-5600（社内案内）
印刷・製本	永和印刷

本書の複製権・翻訳権・上映権・譲渡権・公衆送信権（送信可能化権を含む）は㈱医学書院が保有します．

ISBN978-4-260-01330-7

本書を無断で複製する行為（複写，スキャン，デジタルデータ化など）は，「私的使用のための複製」など著作権法上の限られた例外を除き禁じられています．大学，病院，診療所，企業などにおいて，業務上使用する目的（診療，研究活動を含む）で上記の行為を行うことは，その使用範囲が内部的であっても，私的使用には該当せず，違法です．また私的使用に該当する場合であっても，代行業者等の第三者に依頼して上記の行為を行うことは違法となります．

JCOPY　〈㈳出版者著作権管理機構　委託出版物〉
本書の無断複写は著作権法上での例外を除き禁じられています．複写される場合は，そのつど事前に，㈳出版者著作権管理機構（電話 03-3513-6969，FAX 03-3513-6979，info@jcopy.or.jp）の許諾を得てください．

わたくしといふ現象は
仮定された有機交流電燈の
ひとつの青い照明です
風景やみんなといつしょに
せはしくせはしく明滅しながら
いかにもたしかにともりつづける
因果交流電燈の
ひとつの青い照明です

(『春と修羅』・序　宮沢賢治)

まえがき

　少なくとも世紀の変わり目くらいまでは，多くの精神科医にとって，ヤスパースの精神病理学総論が括りだしたいくつかの鍵概念，了解可能性，発達か過程か，内因・外因・心因の区別，道具性の障害などは，診療や症例についての議論を行ううえでの基本的な原理であり続けていました。ところが今世紀に入って，驚くべき地殻変動が精神医学において地滑り的とも言える速度で起こり，多くのヤスパースの鍵概念は，批判して否定されるというよりは立ち止まって吟味されることもなく忘れられつつあります。これには操作的診断体系のグローバリゼーションを含め，複数の原因が関与していると思われますが，脳科学による精神という領域への侵入もその大きな原動力の1つとなっていることは間違いないことのように思えます。精神医学が扱う主要な領域は，「'私'という現象」にかかわるわけですが，そもそも「'私'という現象」の存在それ自体に対して，現在，脳科学は深刻な懐疑を差しはさんでいます。

　こうしたなし崩し的な精神医学の変貌は，20世紀の精神医学的な営みの核心の1つであった「了解」という試みの価値を明らかに大きく減じてしまいました。統合失調症体験がその典型ですが，立場の違いを超えて20世紀後半の私たちは，私たちとは異なった体験の枠組みのうちにいる人たちが，どのように世界を体験しているかを可能な限り直接的に了解しようという試みに価値を見出していました。しかしこうした試みは，現在，たとえば前頭前部の障害によって社会的機能の不全が起こるといった認知科学的説明によって置き換えられ，統合失調症体験を自分のものとして了解しようという試みは，今やいささか時代錯誤的に響くようになっています。その結果，どのような異質な体験が病的体験においては生じているかということを可能な限りなぞり直そうというミンコフスキーが目指し

た20世紀的精神病理学の営みに対する関心は急速に失われつつあります。そしてこうした変化は，遅れていた精神医学という領域が，他の身体各科とようやく轡（くつわ）を並べることができるようになった精神医学の文明開化としておおむね好意的に受け取られています。確かに一部の精神分析的方向性を持った症例検討会などで以前見かけることのあったいくぶん閉鎖的な雰囲気と比べると，医師・患者関係をトレーナーとトレーニーの関係に置き換える認知行動療法はカリフォルニアの青空のようにカラッとしていて，日本の世紀末の精神療法に対する必要な修正を含んでいたことは確かなようにも思えます。しかし，他方で精神医学は本当に留保なしに脳科学の一分野となることができるのか，あるいは心は本当に脳で言いつくされるのかという問いを問い直すことには，いまなお意味があるようにも思えるのです。つまりはそれは，私たちは今や説明をするだけで，もう了解しなくてもよいのか，私たちは本当にヤスパースを乗り越えて過去のものとしたのかという問いでもあります。

　この本のおおよその構成は以下のようになっています。最初に脳からの読み筋と心からの読み筋が簡単には1つに折り合えないことを，それぞれ脳の障害および心の葛藤によって引き起こされたと考えられる典型的な症例を取り上げて呈示しました（第1〜3章）。次に脳からみた心は具体的にはどのようなシステムとして想定されるかを，これまで考案されてきた機械論的な説明をもとにイメージしました（第4，9，10，12，13章）。そして動物と人間の意識にもし断裂があるとしたら，その際に決定的な役割を果たす可能性のある事象として，対象を名づけるという構え，あるいは意味の生成について私見を展開しました（第6〜8章，第11〜13章）。さらに最終章の近くでは，脳から眺める限り，「'私'という現象」には連続性はなく，私の連続性は，脳の外へと私が張り出していることからしか論じ得ないのではないかという問題を再考しました（第13〜17章）。とはいえ，この本は各章毎にある程度独立したテーマを扱っていますから，少し難しそうな章は読み飛ばしてもらっておもしろそうな章から読んでいただいても大丈夫だと思います。

この本ができたのは一重に医学書院の樋口覚さんに忍耐強く待っていただいたお蔭であること，そして樋口さんとの友情の賜物であることをここに深謝しておきます．医局の小川ルミナさんには文献や本の取り寄せで医学書院の後藤エリカさんには校正でお世話になりました．深謝致します．

　この本のいくつかの章では，「意識障害とは何か―精神医学的意識障害の再評価の試み」(精神神経学誌 106：1083-1109, 2004)，「原罪としてのコギト―『生命のかたち／かたちの生命』を読んで」(イマーゴ 6：222-227, 1995)，「「靴のようなもの」から「靴」へ―イデア論の再考」(イマーゴ 7：169-173, 1996)，「意識障害とその展望」(精神医学 49：994-1002, 2007) の4篇の論文を手直しして再録してあります．また，「フロイト全集第一巻解題」(岩波書店, 2009) の一部も手直しして再録しました．症例は臨床情報を除いては実際の人物からは大きく改変して掲載しています．また文献はある程度脚注に挙げてあり，残りを参考文献の欄に挙げてあります．この本は，一緒に働いている精神科医や心理の先生，研修医の先生達と休み時間や飲み会の時に雑談をしている時のミニ・カンファを念頭に置いて書きました．日頃あれこれ手助けをしてもらっている彼らと楽しく話せる話題の1つとなればとも思います．

　平成23年4月　名古屋・長久手にて

兼本浩祐

目次

第 1 章　心とは脳だろうか……………………………………… 1

第 2 章　あるピアニストの事例
　　　　──心が体に置き換えられる……………………… 11

第 3 章　ある老画家の事例──脳が心を支配する…………… 23

第 4 章　外因・内因・心因
　　　　──神経回路網としての心と内因性精神疾患……… 29

第 5 章　デカルト的二元論……………………………………… 41

第 6 章　連合型視覚失認の事例
　　　　──名づけられることの前と後……………………… 61

第 7 章　同じものが同じであることの奇跡…………………… 73

第 8 章　イデア論再考…………………………………………… 91

第 9 章　ヤンツ教授の最終講義
　　　　──てんかんとは「学習過程」"Lernprozess" である… 99

第10章　心は計算式に置き換えられるか……………………… 105

第11章　犬がもし操作的に診断されたとしたら……………… 115

第12章　プライミングとジョン・ヒューリングス・ジャクソン… 127

第13章　心は開かれた形で生まれ、後に閉じることを学ばれる
　　　　──並列処理の直列化…………………………………… 135

第14章　フロイトの無意識とは何か…………………………… 151

第15章　漢方治療と官能的身体……………………………… 163
第16章　精神分析における心的装置
　　　　──それはたぶん脳の外に跨っている……………… 171
エピローグ　スピノザの幸福とデカルトの不幸……………… 181

参考文献…………………………………………………………… 189
索引………………………………………………………………… 193

column
1　DSM 診断と内因 ………………………………………………　9
2　聖痕──症例マドレーヌ ……………………………………　12
3　脳の論理から症状を読み解く ………………………………　14
4　心因性発作のフロイト型とクレッチマー型 ………………　19
5　リベット論 ……………………………………………………　46
6　感覚の最小単位としてのクオリアはあるか ………………　55
7　トイバーの二重解離 …………………………………………　66
8　ミラー・ニューロンと言語的構えの起源 …………………　77
9　語新作 …………………………………………………………　83
10　ダマジオと身体感覚としての意識 ………………………… 146
11　随伴現象論の旗手としてのエーデルマン
　　──連続しているのは脳だけである ……………………… 148
12　フロイトの知覚表象 "Wahrnehmungszeichen" と
　　メスラムの知覚から認知へ ………………………………… 155
13　離散量としてのニューラル・ネットワークと
　　連続量としてのグリアル・ネットワーク ………………… 161
14　ノエマ，ノエシス，メタノエシス ………………………… 178

第1章
心とは脳だろうか

　心とは何でしょうか。このように問いかけると何かとても漠然としていて，とりあえずはどう答えようもなく無意味な問いかけであるようにも思えてしまいます。しかし，精神科医や臨床心理士といった心を取り扱うことを職業としている私たちにとって，この問いに対する答えは結果として私達が仕事をしていくうえでの基本的な枠組みに影響を与える可能性があります。いずれにしても，私たちの仕事が本来は何を取り扱っているのかを，ある程度批判可能で言語化された形にしておくのは大事なことであるようにも思えます。私は特に精神科医として，「心とは何だろう」という問いを，「心とは脳か」という問いに置き換えてこの本では考えてみたいと思っています。それは私がてんかん学という脳と心の関係の問題をいつも考えさせられる分野に長い間身を置いてきたという個人的な事情のためでもあると思いますし，脳の科学の最近の飛躍によって精神医学を構成する基本的な考えが大きく揺らいでいるからでもあります。しかしそもそも心とは何かという問いかけは，デカルト[*1]やスピノザ[*2]の時代から，脳と

[*1] René Descartes (1596-1650)。近代哲学の始祖の1人。フランスで生まれる。どんなに懐疑しても懐疑している私自身の存在は懐疑しえないという「我思う，ゆえに我あり」という言葉で有名。心と身体の間に断裂を考える心身二元論を強く主張し，身体を機能の集合として機械のように説明できると考えた。

[*2] Baruch de Spinoza (1632-1677)。オランダのユダヤ人の豪商の家に生まれる。数学の体系のような哲学書『エチカ』が主著。デカルトの哲学に大きな影響を受けたが，デカルト的な心身二元論に対して，一元論を主張した。

心の関係をどう考えるかということと分かちがたく結びついてきた歴史がありますから，「心とは脳か」という問いかけそのものは，心とは何かということを考えるうえで比較的由緒正しい入り口の1つだと考えて差し支えないように思います。

心は神の息吹か，器官の集合体か

　心とは何かという問いかけに対しては，2つの少なくとも表面的には大きく食い違う答えが昔から考えられてきました。1つ目は心というのは魂といった何か私たちの身体とは一定の独立性を持ったものであるという答えです。たとえば体を造った後で神様がそこに生気を吹き込んで魂を入れたといった考えはその1つの典型です。旧約聖書では，「主なる神は，土の塵で人を形づくり，その鼻に命の息を吹き入れられた。人はこうして生きる者となった」（創世記第2章第7節）という一節がありますが，この「息」を表すヘブライ語の「ルアッハ」という言葉は，同じく「風」と「霊」という意味も持っていました。これは生気論と呼ばれてきた考えの原型で，文字通り受け取ると現代の私たちの多くには時代錯誤的に響きますが，心と体（あるいは脳）は出自の異なった異質な素材からできており，両者は互いに深く関与しあってはいるが，両者の間には明確な裂け目があるといった具合に言い換えると，ぐっと現代的な響きになります。生気論に対峙する考えを機械論と言い，心の機能は脳（あるい身体）の機能として説明することができるという考え方で，私達には馴染み深い考え方です。しかし，機械論の始祖とも言えるデカルトがすでにそうであるように，つい最近まで機械論では説明できない主人の座あるいは精神の座が，ホムンクルス[*3]はいない（つまり脳の中に脳という機械を操っている小人

[*3] Homunculus。中世ヨーロッパの錬金術師がマーキュリーの器からなるフラスコで精液と特殊な薬草と馬糞から作ったとされる小さな人型の生命体に端を発する言葉。感覚運動機能の局在の仕方を表す逆立ちしたいびつな小人のような脳内身体マップもホムンクルスというが，脳科学における疑似主体という別の意味で本書ではこの言葉を使っている。

はいない）という建前とは裏腹に，多くは暗黙裡の内にではありますが機械論においても前定とされていました。ヤスパース*4を代表とする古典的精神医学においてもそれは例外ではなく，生気論をほぼ完全に排除した徹底した機械論は最近まで決して精神医学においても脳科学においても主流ではありませんでした。

　神様の息吹（ヘブライ語のルアッハ，英語のspirit）として心を考えることが，生気論の極端な議論であるとすれば，機械論の側の極端な議論は，ウィーンの医師フランツ-ヨゼフ・ガル（1758-1828）の骨相学に遡ることができます。ガルは，脳には約28個の「器官」が含まれていて，これらの大きさが頭蓋骨の形状に影響を与えると主張していました。ガルはよく使う脳器官は発達し，使わない器官は退化するので，頭蓋骨はそれに応じて隆起したり陥没したりする。したがってこうした頭蓋骨の凹凸は，人の情緒活動や知的活動の大小に相関すると考えました。ガルは色彩認知とか言語といった現在でも脳における局在論の議論が通用しそうな精神活動と並列して，殺人や窃盗，友情や高慢といった精神活動も脳内で局在可能であると主張し，たとえば「殺人器官」が大きければ人殺しになりやすく，「友情器官」が大きい人は友情に厚い人になるといった議論を展開しました。ガルの説は現在の私達からみれば少なくともその個々の主張においては完全に荒唐無稽ですが，何らかの方法を用いて脳を物理的に計測することで，精神を数量化することが可能であるということを極めて具体的に提案したガルの主張には破壊的な斬新さと大衆受けする単純さがありました。事実，1802年には，ガルのこの説はあまりに唯物論的であるとされ，ガルはオーストリア政府によってウィーンを追われることになります。しかしパリに追放されたガルはシュプルツハイムという熱狂的な支持者と出会い，その主著『神経系，とくに脳の解剖学と生理学』全4巻を完成しま

---

*4 Karl Jaspers（1883-1969）。ドイツ人の精神医学者にして哲学者。『精神病理学総論』は精神医学における方法論を正面から取り上げた著作で，いまだに精神科的な考え方の基盤となっている。ユダヤ人の妻，ゲルトルートを守ってナチスに処刑されそうになるが，危うく終戦によって難を免れた。現象学を自らの哲学的方法の基盤としている。

した。そしてガルは短期間ではありますが、19世紀前半の欧米で時代の寵児となるのです。

　ガルの説は、そもそも頭蓋骨の形状と脳の各部位の大きさとの間に実際的な対応がないこと、より深刻な問題としてはガルの「器官」の多くが実際に脳に局在する機能とは無関係に恣意的な思いつきで考案されていたことなどから、その個別的な主張はことごとくと言ってよいほど間違っていました。しかし、短期間での骨相学の人気の凋落はこうした科学的な妥当性の欠如に基づくものではなかったと言われています。骨相を計量して心の機能を計測する計測器が欧米の知識階級の間で大人気となり、そのためこれを商売とする山師的な人達が多数出現したことが、その栄誉の失墜の直接的な引き金でした。結局、ガルの学説は短絡的に脳の特定の部位と心の特定の機能とを結びつけようとすること、あるいは全ての心の機能を単純に脳に局在させようとすることの胡乱さの代名詞となり、「骨相学的」という形容詞は、人の心というのはそんなに単純に機械的な説明ができるものではないのだということを戒めるための警句として、その後長い間、脳科学の領域で使われることとなりました。後に第一次世界大戦における脳損傷の観察に基づいて、ガルとは比べ物にならないほど科学的に妥当な仕方で心の機能を細かく脳に局在化させようとしたクライスト[*5]に対しても、この骨相学的という批判がなされ、すべての心の機能を脳に局在化させようとする姿勢はつい最近まで批判的にモザイク主義[*6]と呼ばれてきました。

[*5] Karl Kleist (1879-1960)。第一次世界大戦での脳損傷例を基盤にして大脳局在論を精緻に展開した。ウェルニッケの晩年の弟子。ドイツ局在論的精神医学には、ウェルニッケ-クライスト-レオンハルトという系譜がある。1934年に刊行された『大脳病理学』が有名。

[*6] 大脳にはモザイクのようにさまざまの機能が個別に局在しているという考え。実質的にはウェルニッケがこうした考えの最初の本格的な提唱者といえるが、ウェルニッケが局在化できる機能の範囲について控えめであったのに対して、弟子のクライストは精神そのものの領域にさらに深く踏み込んで局在を考えている。

私たちはもうヤスパースを乗り越えたのか

　再びヤスパースに戻ります。現在の精神医学の基本的な考え方が形成されるうえで大きな足跡を残したヤスパースの教科書を紐解いてみると，心はどこまで脳なのかという問いかけの精神医学における実際的な重要さがさらに浮き彫りになるからです。ヤスパースの教科書『精神病理学総論』では，手足の屈伸や触られた時に体のどこに触れられているのがわかるといった単純な運動・感覚機能，さらには，喋る，書く，読む，鍵やスプーンを使うといった脳の特定部位に局在させることが可能ではあるがもう少し高級な機能が，「道具性の機能」として総括されています。なぜ，こうした機能が「道具性」と呼ばれているかといえば，意志や情動，知性といった本来の人間の精神を構成し，いわば心の中核部分をなす機能の対立項であるという考えが背景にあるからです。この考えは，道具として脳の諸器官を使役する側にある本来の意味での心と使役される側にある脳の諸器官という2つの異質な機構が脳にはあるのだと言い換えることもできます。こうしたヤスパースの姿勢は，脳の論理によって説明できる領域と脳の論理の彼岸にある領域に明確な線引きをしている点で，デカルト的二元論[*7]の方向性を明瞭に持っていると考えることもできます。世界中の精神科医が今では用い，精神科診断のグローバリゼーションの象徴であるDSM[*8]と呼ばれている診断マニュアルがあるのですが，その最新版であるDSM-IVの序文は，非常に攻撃的にこの二元論を非難しています。そして「精神」という言葉の代替えが見つからないのでその使用はやむを得ないが，一刻も早く脳科学の適切な用語でこの「精神」という用語を置き

[*7] 心の領域と物質の領域を質的に異なった領域であるとみなす考え。詳しくは第6章を参照のこと。
[*8] 『精神疾患の診断と統計の手引き』(Diagnostic and Statistical Manual of Mental Disorders)。米国精神医学会が1952年に初版を出し，現在は2000年刊行の改訂第4版が流布している。元来は研究の際に精神科医同士で一定の診断についてのコンセンサスを得ることを目的に作成された (column 1)。

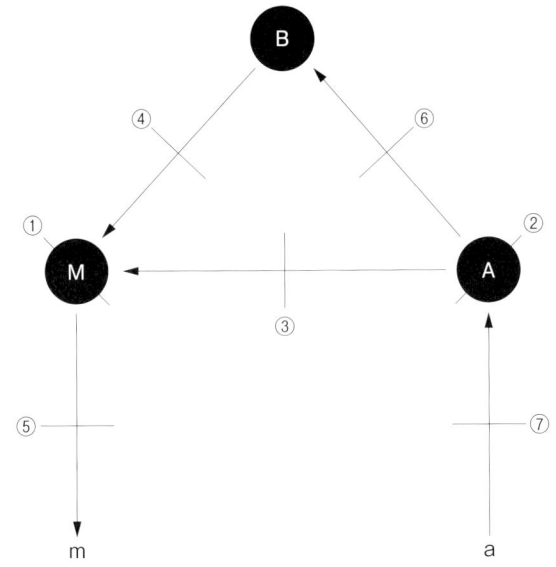

図 1-1　リヒトハイムの失語図式 (1885)

M：運動性言語中枢（ブローカ領野）　　A：感覚性言語中枢（ウェルニッケ領野）
1：皮質性運動失語（ブローカ失語）　　2：皮質性感覚失語（ウェルニッケ失語）
3：伝導失語　　　　　　　　　　　　　4：超皮質性運動失語
5：皮質下性運動失語　　　　　　　　　6：超皮質性感覚失語
7：皮質下性感覚失語

換えることが望まれるという趣旨のことが書かれています。その意味ではこの序文は脱ヤスパース宣言と言ってもよいかもしれません。

しかし、「精神」という言葉から逃れるのは、先ほど触れたホムンクルスのことを考えてみても、それほど容易なことではないのは明らかです。一見完全な機械論に見える古典的局在論の旗手であるリヒトハイム[*9]の失語図式でさえ、このデカルト的二元論から逃れてはいません。図 1-1 にリヒトハイムの美しい失語図式を提示しました。注目すべき点は、A, a, M, m といった他の結節点が具体的な解剖学的実体を伴っているのに対して、概念（ドイツ語では Begriff）を表す B 点が解剖学的な脳の局在を持

[*9] Ludwig Lichtheim (1845-1928)。ドイツの神経科医。イェナ大学で教授を務めた。

たない一種のブラックボックスとして想定されていることです。脳内に特定の局在を持たないという点で，言語の受用面と表出面をそれぞれ司る器官を表すAやM，さらにはその具体的な執行機関であるaやmとは次元の異なる機能としてB点は想定されていて，その意味ではこのB点はヤスパースにおける主人としての「精神」の位置によく一致し，機械論的にいえばホムンクルスの隠れ家であると言えます。

このように古典的な精神医学の枠組みから私たちがなかなか逃れがたいのは，おそらくはそれが私たちのごく素朴な感覚に基づいており，翻ってこうした私たちの素朴な感覚の源泉が，近代社会そのものを根本で成立させている原理に由来しているからではないかと思うのです。たとえば，思ったことを音にして表出することができる言語装置が脳の中にあったとしても，この言語装置を作動させるそもそもの思いがなければ，あるいは何かを喋りたいと思う何者かが何処かにいなければ，この言語装置は動かないだろうとごく自然に私たちは考えてしまいます。こうした私たちの実感に寄り添う形で古典的精神医学は構成されています。たとえば，脳梗塞で優位半球の第三前頭回が障害された場合，言語装置の故障としての失語症という使役される道具の側の障害が生ずるのに対して，統合失調症の場合は道具を使役する操舵手の側の問題であり，リヒトハイムのB点のように特定の脳の部位に原因を局在させることが困難な病態であると見るのが，古典的な精神医学の考え方です。躁うつ病やうつ病も同様に操舵手の側の問題ということになります。ヤスパースのモデルに従えば，図1-2に示したように，さまざまの精神神経疾患は，筋肉・末梢神経を含む実際の執行機関の障害（神経学的水準），特定の機能を遂行するために学習によって構築される機能環の障害（神経心理学的水準），この機能環に命令を下す主体の障害（精神医学的水準）の3つの水準に大きく整理できることになります。この整理の仕方はわかりやすく，臨床場面ではかなり便利で使い勝手はよいのですが，主に主体の水準の実在性に関連して大きな綻びが最近目につくようになりました。

綻びの第一は，心の機能のうちで局在可能な領域が画像診断の進歩に

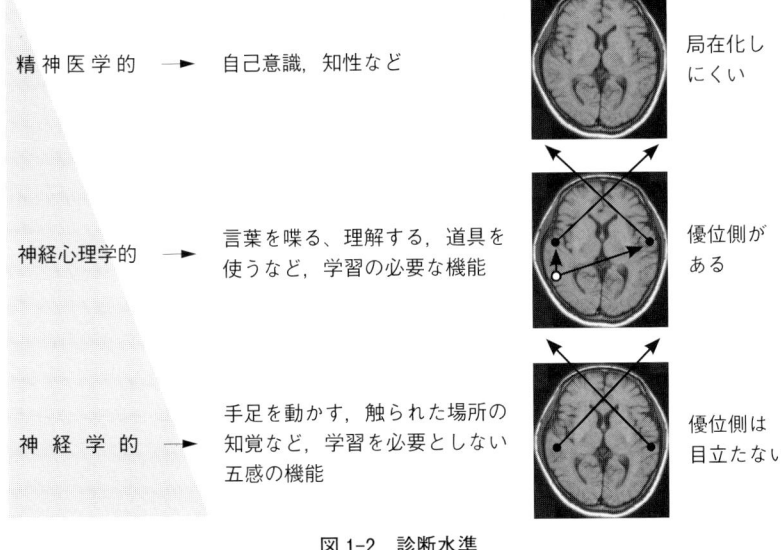

図 1-2 診断水準
●は病巣，矢印の方向は症状が出現する病側を示す

よって大幅に広がり，以前であれば骨相学的と揶揄されて終わったであろうような類の心の機能の局在化（たとえば情動など）が実際に計測可能となってきたことのインパクトによるものです。つまり，局在化することが困難で，心というものがあるとすればその中核部分であるとヤスパースが本来想定していたような機能が，具体的にはどのような機能なのかが次第に曖昧になりつつあり，この古典的精神医学の中心概念は明確に表立っては批判されないままに新たなモザイク主義へと急速に置き換わりつつあります。

こうした事態を背景に，「心とは脳か」という質問に対して，今や多くの若い精神科医は，躊躇(ためら)いなく「はい」と答えるのではないかという印象があります。しかしたぶんこの質問への答えは，実践的にも理屈のうえからも，見かけほど躊躇いなく「はい」と言えるようなことではないことを，

デイビッド・チャーマーズ[*10]が意識のハードプロブレム[*11]という形で十年以上も前に指摘しています。

> **column 1　DSM 診断と内因**
>
> 　DSM 診断あるいは ICD 診断というのは，おそらく精神科医以外の読者には耳慣れない言葉であろうが，最近，精神科医の間では，こうした操作的診断の症状チェックリストに症状を当てはめて，精神疾患の区分けをする機会が多くなっており，行政や裁判などにかかわる精神医療はこの診断基準集を抜きにしては語れない状況になっている。この症状チェックリスト集は，たとえば妄想知覚とか観念奔逸といった一般の医師には耳慣れない精神科専門用語を可能な限り排して，比較的平易な言葉で書かれていて，場合によっては訓練を受けていない精神科医以外の人でも利用できそうに見えるという利点がある。その結果，精神医学的な訓練を受けたことがない人や入局したての医師でもこのチェックリストを使って精神疾患の診断をしているのを見かける機会が増えた。しかし，実際には，これらの診断マニュアルは，精神科の基本的な診断ができるようになっている人が使用するようにという但し書きがつけられていて，研究をする時に他の精神科医のグループと議論の基盤を共有するためのツールとして本来は開発されたという歴史的な経緯がある。結果として分類が正しかったかどうかを検証する物理的な尺度がこれらの操作的診断基準にはないという点で，精神科における DSM や ICD 診断は，身体疾患で使用される通常の診断基準とは似て非なるものであることを自覚しておく必要がある。極端に言えば診断基準に当てはまっていれば，それがそのままその病態の定義になってしまうかのような構造になっているので，誤診というものが原理的にはありえないからである。
>
> 　DSM-IV を例に取れば，この診断基準集の中心となる I 軸と呼ばれているディメンジョンは，原則として病因論的，心理的，理論的アプローチを排し，記述的，症候学的，機械的アプローチを重視するという方針が掲げ

[*10] David John Chalmers（1966-　）。オーストラリア出身の哲学者。クオリアや意識の問題が脳科学が真剣に議論すべき問題であることを提唱。新たな地平をひらく物理科学が生成されることでこの問題への解決方法が示されるのではないかという論点を主張している。

[*11] 「脳がどのように機能しているか」という設問に類するような問いはイージープロブレムに分類される。これに対して，脳から心はどのようにして生まれるかという問いはハードプロブレムに属する。

られている。しかしたとえば，症候学的・記述的には典型的な大うつ病や統合失調症であっても，その前提として，「身体疾患に起因する症状ではない」という付帯条件がついていることに注目する必要がある。この目立たない付帯条件は，実際には決定的にその病態の性質がいわば「特発性」であることをあらかじめ規定していて，場合によっては診断基準の本文よりも，現実の治療方針の大枠を決めるには重要な意味を持つ。つまり，DSM診断の代表的な項目では，まずはその疾患が脳腫瘍や甲状腺機能低下症のような身体疾患によって引き起こされてはいないという点が診断の前提となっており，精神科における最も重要な鑑別診断はすでにDSM診断を行う前に終了していなければならないという理屈になる。他方では，家族との葛藤やさまざまの悩みによって直接説明できるような精神の不調も，DSM本体の分類からは除外されている。したがって，病因論を棚上げにして記述的に症候群を定義していくというDSM診断が本来目指している方向性が意味を持ちうるのは，統合失調症，うつ病，躁うつ病といった従来，内因性の精神疾患と呼ばれてきた病態群や，パニック障害，強迫神経症の一部に限定されることになる。その意味で内因ということの意味を考えておくことは，DSMの類型診断を考える上でも避けて通れないことであろう。

　外因・内因・心因の区別こそが精神医学における本来の意味での鑑別診断であって，DSM-IVが行おうとしているのは，類型診断としてこれとは峻別しておくべき別の操作であることを，最近，古茶が精力的に指摘している[1]。

文献
1) 古茶大樹, 針間博彦：病の「種」と「類型」,「階層原則」—精神障害の分類の原則について. 臨床精神病理 31：7-17, 2010

第2章

あるピアニストの事例
心が体に置き換えられる

　シモーヌ・ヴェイユ[*1]の美しい箴言（しんげん）に「祈りが体を変えるほどに」という断章があったように記憶しています。この言葉は注意して読まないと読み飛ばしてしまいそうになるのですが，実際にはある種の奇跡を表明しているように私には思えました。たとえば手首を切ってリストカットをしようとする人は，当たり前のことですが，どんなに懸命に念じても念じるだけでは手首に傷をつくることはできません。手首に傷をつけるためにはどんなに強い思いがあってもそれだけではだめで，カッターナイフとそれを握って手首に当て物理的に動かす一定の握力が前提されます。祈りが体を変化させるというのは，いわば聖痕のように念ずることで体に傷ができるような奇跡を意味しています。そして特殊な例外的状況以外ではそうしたことは起こりませんから（column 2），思いと体の間の溝をシモーヌ・ヴェイユがしようとしたような道筋を通って直接飛び越えることは並大抵のことではありません。

　体の中に心というものがあるとすると心が直接命じることができる器官（手足など），直接制御することはできないが大きな影響を受ける器官（眼や耳，皮膚感覚など）があり，詐病とは異なってヒステリーでは，脳には

[*1] Simone Weil (1909-1943)。フランス人哲学者。父親はユダヤ系医師。第二次世界大戦までさまざまなレジスタンス運動に身を投じながら思索し，世界大戦末期にハンストの末，餓死に近い形でなくなっている。カトリック思想を極めて深く突き詰めた。引用は『神を待ち望む』の主の祈りについてから。

物理的な文脈では機能不全は確認できないにもかかわらず，本当に歩けなくなり，眼が見えなくなります。本書ではヒステリーという用語を，感情的になりやすいとか，すぐに泣いたり叫んだりするといった一般に流布している誤った用語法ではなく，心の出来事が体の症状に転換されるという，本来の意味での用語法で用いています。確かにヒステリーには知的水準が低下している場合に起こりやすくなるタイプもありますが（column 4，→ 19頁），本来の意味でのヒステリーは，心の悩みを一時的にではあれ体の症状に転換（あるいは止揚）するだけの高い象徴化能力を必要とする一種の精神のアクロバットであるとも言えます（column 2）。自分にとって何か死活的に重要であるのに解決が今その場では不可能な問題を，症状という形で表現することでとりあえず宙吊りにしておく作用がヒステリーにはあります。そういう意味ではヒステリーというのは単なる症状というよりは当座の有効な（あるいは場合によっては唯一の）解決策であり，困難な現在の状況において生き延びて先へ進むための唯一の手段である場合もあります。

column 2　聖痕―症例マドレーヌ

　解離という心理用語を聞く機会がふえた。西洋近代の要諦の1つが「自分探し」あるいは「自己実現」という言葉に要約されるのだとしたら，私が特段1つの私でなくても構わないという解離の機制が横行することになれば，刑法における「規範的人間論」がそうであるような我々の制度が今なおそこに拠って立つ近代そのものの基本的な枠組みを揺るがすことになるだろう。

　『症例マドレーヌ―苦悶から恍惚へ』からは，我々の時代の病となりつつあるこの解離という心理機制の名づけの親ともいえるピエール・ジャネの手になる膨大な資料に基づく症例報告であり，みすず書房から松本雅彦氏の美しい邦訳で2007年に訳出されている[1]。興味深いのは，19世紀末のジャネの手になる症例マドレーヌが，極めて多彩でしかも深刻な意識の変容を呈しているにもかかわらず，昨今の多重人格におけるように複数の自分に自分を分断させてしまったりはしていないことである。ジキルとハイドのような二重人格では飽き足らず，何十人もの人格にそれぞれ名前を付けて登場させた20世紀末のビリー・ミリガンと比較すると，マドレー

ヌは異なった心理状態にある自分に別の名前をつけることを思いつきすらしなかったようにも思われる。その理由について，最新式のたとえばパットナムによる解離性障害についての進んだ治療法をジャネが持ちあわせていなかったことによる当時の治療の限界だと考える人もいるかもしれない。あるいは，百年前のフランスにおいては，制度のたがが今日ほど緩んでいなかったと考えるならば，私とは１つの名前で呼び続けられるべき一貫した１人の私であるべきだという西洋近代のくびきに彼女がビリー・ミリガンよりも強く捉えられていたために，マドレーヌは変容した意識を新しい人格として認める勇気が持てなかったのではないかといった解釈もありうるかもしれない。

　しかし症例マドレーヌの記録を注意深く読む限り，そのいずれもが当てはまらないように思われる。ジャネは極めて忍耐強く，マドレーヌに対して見事な治療的距離を保ちながら最終的にマドレーヌを寛解に導いているし，意識の変容状態をマドレーヌ自身は神と接近しうる至高の瞬間として捉えていて，むしろその意識変容状態こそが自らの本来の姿だと考えていたふしがある。マドレーヌが複数の人格への分裂といった様態をとらなかったのは，彼女のうちになお近代以前が息づいていたために，マドレーヌにとっての自己実現とは，逆説的な神の中への自分自身の喜ばしい自己放棄であり，私が１つであろうと２つであろうと彼女にとってそれはそんなに重要なことではなかったからではなかろうか。逆に，私というものが１人であり続けることに強く捉えられていたからこそ，ビリー・ミリガンは，十を超える自分に１つひとつ名前をつける必要にかられたのではないか。

　キリスト教神秘家と呼ばれる人たちの系譜には，病跡学的に捉えると現代精神医学的な診断体系からすれば解離・転換性障害，あるいはヒステリーの系譜の属する人たちがいたように思われる。彼女らはちょうど自動書記やロールシャッハの図版の読み取りがそうであるように，無意識への沈潜のうちで神の直接体験の読み取りを仕上げていったように見える。たとえば，中世の卓越した神秘家であったヒルデガルト・フォン・ビンゲンの読み取りの構図は広大な無意識の領域へと展開していて，その構想の大きさには括目させられるのだが，近代以降「症例」となってしまった解離においては，二重人格や多重人格という病態としてこの読み取りは医学化（あるいは心理学化）され，矮小化されてしまう。症例マドレーヌが我々の目から眺めると特異に見えるのは，彼女がまさに近代と前近代の境界に位置していて，その彼女を前世紀の最高の精神科医の１人であるジャネが，近代イデオロギーの主要な担い手である医学者という立ち位置から観

察している記録であるという理由によるのではないか。症例マドレーヌは偶然ながら，いわば中世的な精神の生体解剖"vivisection"の記録としても読めないことはない。

マドレーヌは，聖痕を浮かびあがらせることができた。しかもこの聖痕は教会や修道院といういわば聖痕の存在を期待する人たちの間で観察されたのではなくて，ジャネ自身が指摘しているように聖痕が最も期待されない場の1つである病院において観察され確認されている。近年，心理的機序から少なくとも一側性の浮腫は生じせしめうる可能性が示唆されている。このことだけから考えても，念ずることによって皮膚に傷を作ることができる聖痕が現実に存在する可能性は一概に否定はできまい。しかし，現代の我々のほとんどは，手に傷をつけるためにはカッターナイフの手助けを借りざるをえないのであって，聖痕が生ずるほど心と体をその十全な可能性へと展開させ作りこむのは難しい。いわば現在の解離は，中世の解離から見ればその退化型なのであって，聖痕は，近代自我の随意性を司るような表層的な「私」の意志で生じさせることができるわけではないが，もっと大きく，運命，無意識，神といった大きな流れにおける方向性のようなものを私と呼ぶのだとすれば，私という現象が中世においては我々よりももっと深く心と身体に根ざしていたのであろうことを我々に思い起こさせる。

文献
1) ピエール・ジャネ/松本雅彦（訳）：症例マドレーヌ—苦悶から恍惚へ. みすず書房, 2007

column 3　脳の論理から症状を読み解く

この場合，脳の論理から症状を読み解こうとすると解釈できない矛盾が複数ある。

第一に，頭部を左右に振るという発作は脳の発火という観点から説明するのはかなり困難である。左に頭を向けるためには，右の前頭葉前運動野にある向反中枢というスイッチが押される必要がある。それとはちょうど逆に，右に頭を向けるためには，左の前頭葉前運動野にある向反中枢のスイッチが押される必要がある。そうなると左右に頭を振るためには，めまぐるしく左と右の頭部向反を司る部位が交互に発火することが必要となる。この2つの部位は脳の中ではちょうど地球儀の赤道を挟んで反対半球にあるような場所に位置しているから，発作放電が秒の単位で独立して

全く異なった部位に，交互に規則的に出現せねばならないことになる。てんかん放電は，通常はある関節の屈曲ないしは伸展のいずれか一方のみを引き起こし，たとえば屈曲させた場合には，伸展は筋緊張が解けた弛緩によって受動的に起こるのが普通である。運動を単位として司る大脳基底核・脳幹の病理に由来する振戦では，これとは対照的に左右への交互の首振りもありうるが，てんかん放電によって左右への首振りを解釈するのは極めて困難である。

　第二に，右手から始まった発作が，他の部位のけいれんを伴わずに左手に伝播してしまうという所見の問題である。右手から左手に発作が伝播するためには，途中で右の足とか右の顔とか大脳地図上にその前に伝播しなければならない部位がある。つまり，右手の次に左手に症状が出現することは，新幹線で京都から東京に行くのに，名古屋を通過せずに東京に到着するようなものである。また，右手から左手に発作が広がるということは，ほぼ脳の全領域を横断することになるから，それほど大きな領域に発作波が伝播すれば，意識がそのまま保たれていることは例外的ということになる（ただし新生児や乳児，重い脳炎後のように，脳の組織が大きく解体している場合は，ばらばらに脳の興奮が起こりうるのでこうした事態は例外的には起こりうる）。

　第三に，SPECTの検査では側頭葉に局在が示唆されている。もしこの症例の発作がてんかんであれば，ジャクソン発作という種類になるので，前頭葉の一次運動領野に病巣があることが予想される。側頭葉では理屈に合わない。

　結果として言えるのは，脳の論理ではこの発作を読解するのが難しいということである。

　宙吊りにされた問題は，問題の存在そのものを認めるだけで平常心が失われてしまうような危うい要素を多量に含んでいて，それを宙吊りにしておくことは多くの場合，自分の根幹をも脅かすようなそうした危うさに直面することを先送りできる利点があります。しかし，身体医学がこれを身体医学の目録の中にある病気の1つだと誤認してしまうと，場合によって問題の先送りが何十年にもわたって固定化してしまう危険もあります。ヒステリーは高度な心の緊急避難のスキルですが，あくまでもそれは緊急避難であって，医原性にこれを固定させてしまうことは，その人から医学に

よって承認された「疾病」以外の将来を奪ってしまう危険性もあります。ですから，その症状が脳に由来するのか心に由来するのかは，現実問題として可能な限り鑑別するのが医学の側の責務です。随分前にお会いした一人のピアニストの女性の手を借りて，このことをもう少し具体的に考えてみたいと思います。この本で紹介するすべての例は，おおよそ20年以上前にお会いした人たちで，可能な限りフィクション化してあります[1]。

　その控えめで目立たないが美しい顔立ちをしたピアニストは，初診時29歳の女性でした。
　彼女は，初診来院時には父母との3人暮らしでした。姉はイラン国籍の男性と両親の反対を押し切って駆け落ち同然で結婚し，当時実家とは没交渉でした。彼女の話では姉は元々両親の注目の的であり，姉の家出まで自分は姉の影のように暮らしていたとのことでした。
　彼女に最初の発作が起こったのは県外の大学に入学して一人暮らしを始めていた20歳の時でした。体が落ち着かない感じが1時間前後続いた後で，喫茶店に入った彼女はけいれんを起こし，気づいたのは病院のベッドの上でした。2日後はまだ入院中でしたが，母親の見舞い中に前兆があって母親の手を握り締めている間に再びけいれんを起こしました。同じような発作が入院4日目に再度ありましたが，何も治療はしなかったにもかかわらず，大学を卒業して24歳で帰省するまで，以降，発作はありませんでした。この3回のけいれん様運動の持続時間はいずれも1分前後で，運びこまれた病院ではこれらの発作はてんかんだと両親には告知されていましたが，本人にはこの時診断名はご両親との話し合いで伏せられることになりました。
　24歳になり，彼女は実家に戻ってピアノの先生をしながらジャズ喫茶で演奏を始めます。彼女が実家に戻ったのは，偶然にも，姉がイラン人の男性と駆け落ちした直後でした。実家に戻ってから，彼女は時々発作的にピアノを弾く時に左手が硬直するのを感じるようになります。さらに右足の付け根がしびれるエピソードも加わりだします。

こうした発作の出現によって，彼女自身も4年前のけいれんの診断名がてんかんであったことの告白を両親から受け，抗てんかん薬の服用が始まります。その時の主治医はベテランの神経内科医で，その先生の診察に通ううちにあまり気にならない程度にまで発作はいったん改善しました。ところが，この先生が退職されることになり，主治医が交代した途端，発作は再び悪化し始めます。このため，抗てんかん薬は増量され，さらにSPECT[*2]検査で左側頭部に血液の流れが右と比べて悪い場所があることが判明したため，これは側頭葉てんかんであるということになり，さらに投薬が変更・追加されました。

　このSPECT検査の結果が判明した頃から，発作はさらに劇的に悪化します。まずそれまでなかった頭部が激しく発作的にカクカクと叩頭するエピソードが起こり始め，また「ボーッ」として問い掛けても答えないという新たなエピソードも出現し，発作はほぼ毎日出現するようになりました。私が初診をしたのはこうした状態の最中でした。

　初診の際に最も多く出現していた発作は，右上肢のけいれんでした。しかし，左手もしびれたりピクついたりすることもあるとのことで，さらに，右手から始まったけいれんが左手に広がって，両手が同時にけいれんするようになっても大抵は意識は保たれたままであることが，状況を詳細に聴取するとわかりました。頭部がカクカクと叩頭を繰り返す間も意識は保たれたままであり，同様に意識が保たれたまま，首を左右に振る発作も出現しました。こうした発作は大抵は数分間程度ですが，時に数十分以上続くこともあり，稀には全身に広がるけいれんとなってその時には意識を失う場合もあるとのことでした。

　脳波はカルバマゼピンという薬を服用していたので少し通常よりも

[*2] single photon emission computed tomographyの略。体内に投与された極めて微量のガンマ線放射性物質をガンマカメラで計測し，コンピュータを用いて画像として構成する装置。脳の血流が画像で表示される。

遅く 8〜9 Hz 前後の α 波[*3]を基礎律動としていましたが，睡眠脳波も含め，繰り返し検査をしててんかん性の異常波は出現しませんでした。本人・家族とも服薬は規則正しく行っているが，薬によって発作の回数や強さが変わったという印象はないとのことでした。

　この女性の発作がもしてんかんであると仮定した場合，てんかんという脳の病気としては説明し難い発作症状だと私たちは判断しました（column 3）。そこでてんかんの可能性が絶対にないわけではないので検索は進めるけれども，てんかんでなく心の問題で発作の症状が起こっている可能性も十分にあるということを本人と家族に説明し，抗てんかん薬を徐々に漸減し始めるとともに心理面接を開始しました。その直後にカッターナイフで自分の指を切ろうとするアクティングアウト[*4]が出現するとともに，裕福だった生家を父親の事業の失敗で追い出されたこと，姉の駆け落ちなどそれまであまり思い出さなかった過去の出来事が重石の蓋がはずれたかのように次々と夢に現れました。次第に彼女は面接の経過の中で自分が姉を憎んでいて，「お姉さんなんか死んでいなくなってしまえばいい」とずっと以前から思っていたことを思い出します。それと同時にけいれん様の運動は影を潜め，代わりに嘔吐や下痢がしばしば体験されるようになりました。

　数か月の経過で薬剤を完全に中止する頃には，発作症状は消失しました。それと前後して，駆け落ちした姉と入れ替わるようにして起こった帰省は，姉を追い出して姉が占めていた家族の中での地位を奪ってやったという勝利の感覚と結びついていたこと，しかしこの勝利は姉を追い出したのは自分であるという罪悪感との引き換えであってそれに対する罰ないしは代償としてピアノを弾けなくするような発作が起こっていたのではないかということなどが話題になりました。

[*3] 正常覚醒時脳波。α 波というのは 8〜12 個の波が 1 秒間に出現するものをいう。成人では大体 10〜12 個の α 波が出現することが平均的。
[*4] 行動化と訳される。心の葛藤が言語化したり，体の症状に転化したりせず，そのまま大量服薬や暴力といった行動に結びついてしまうことをいう。

姉への憎しみが自分の気持ちとして受け入れられていくに従って，けいれん様症状と交代して出現していた嘔吐や下痢の症状も背景に退いていき，面接はほぼ1年半の経過で本人が次第に忙しくなり段々と回数を減らして終了となりました。

column 4　心因性発作のフロイト型とクレッチマー型

　クレッチマーは，それまで特段の問題を起こしたことがない人が戦争へ行き，塹壕で爆撃にさらされているうちに，運動が暴発して止まらなくなるのを経験し，これを子細に観察して，「運動暴発」"motorische Schablonen" なる概念を形作った。クレッチマーは，子どもが自分の傷を見て最初は同情をひこうという意図的側面もありながら泣きだしたのに，途中で止めようと思ってももう意志の力では泣くのを止めることができない段階に至るといった状況と運動暴発を近縁の現象だと説明している。したがって，こうした状態の起源が，意図的か無意識的かは重要ではないというのがクレッチマーの考えである。運動暴発は，擬死反射による運動停止と同じで，昆虫にも起こる一種の生理的な破局反応として捉えられており，したがって，環境整備による破局の回避，刺激に対して破局反応で対応しないようにする行動療法がその治療手段となることは当然予測されよう。発達の問題があると，同じ環境に対してでも適応できない可能性は高くなるので，こうした運動暴発・擬死反射は，知的障害がある場合にはより出現頻度は高くなる。

　他方で，第2章で紹介したピアニストにとって，手のけいれんは，舞踏における所作のように背景のファンタジーの表現であったと考えられる。背景のファンタジーと手のけいれんの結びつきは，無論，数学的な1対1対応ではなく，さまざまの解釈やバリエーションがありうる可能性はあるが，「両親の愛情を自分から簒奪した美しく賢い姉が憎い」という自分の感情と直面していくことで症状が消えていった経緯からするならば，このファンタジーが何らかの仕組みで手のけいれんという症状に置き換えられていたと受け取るのはそれほど無理のない考えであろう。こうした場合，クレッチマー型の心因性発作に対して行うような環境整備と行動療法では現実的に対応できないことは明白であろう。たとえば両親の元から出して下宿させることが環境調節だとすれば，それは問題解決につながるだろうか。あるいは，手のふるえが起きても無視することで報酬を与えないようにし，一定の期間ふるえがなかったら一緒に食事に行って何でも好きなものを食べてよいといったことを行動療法とすれば，知的なピアニ

> ストがこんな飴と鞭に応答するであろうか。クレッチマー型の心因性発作に対してはこうした方法は有効でも，このピアニストの場合のように，そもそも治療者側も来談者側も，どんな感情と症状が結びついていてどんな感情を是正すれば症状が解消されるのかが面接の開始時にはわかっていない場合，認知療法的あるいは行動療法的アプローチには困難が予測される。さらに言うならば，そもそも面接を通して明確化された「両親の愛情を自分から簒奪した美しく賢い姉が憎い」という感情が，面接の開始時にはそれと同じ形で心の中に存在していたとは思えない。さまざまの連想と結びつきながらこうした感情は形を成さず漠とした力のような形で漂っていたものと思われるからである。

症状というテクストを脳から読むか心から読むか

　ここで紹介した経過は，幾通りにも読み方があるテクストをわかりやすいように最も表面的になぞったものではないかという批判は当然あるかと思います。ただ，私のテクスト・リーダーとしての技術の拙さを割り引いたとしても，てんかん学という脳の文法に従って読み解かれるテクストとしては，このピアニストの症状は読み解くことができず，お姉さんへの隠された憎しみという心の文法によって症状を読み解かねば，症状に対して本質的な影響を与えることができなかったという点は確かなことのように思えます。

　フロイトがシャルコー[*5]のところで持ったであろうこうした体験の機会を多くの精神科医は，精神科と神経内科の分離によって，現在持つ機会が少なくなっています。このことは，目の前にある症状を心の文法に従って読むのか，それとも脳の文法に従って読むのかを決定することの臨床医としての切実さを精神科医の側において若干希薄にしているように思えま

[*5] Jean Martin Charcot (1825-1893)。パリの車大工の子どもとして生まれ，サルペトリエールという変性疾患が雑然と集められていたカオスの中からさまざまの神経疾患を拾い上げ，神経学というコスモスを作り上げた。

す。フロイトはシャルコーのところで多発性硬化症[*6]や脊髄癆[*7]といったさまざまの脳や脊髄や末梢神経の病気を診察する神経内科医であり，ヒステリーはその当時フロイトが診察に関与した数多くの神経疾患の1つに過ぎません。現在の神経内科医はもちろんシャルコーやフロイトと同様に多数のヒステリーの症例と出会うわけですが，目の前の症状が，脳の文法によって読み取れない疾患であるということを確認した後，心の文法によって読み解かれるべき意味についてまで神経内科医が興味を抱くことは例外的です。てんかんを多く診察してきた精神科医という特殊性が，私を例外的なほど二元論的にしているのかもしれません。ごく単純に言うならば，目の前の症状が脳の文法によって読み解かれるべきてんかんであれば，大きな副作用の可能性を覚悟してでも抗てんかん薬の服用を勧めなくてはならないし，心の文法によって読み解かれるべきヒステリーであるなら，投薬はお守りとしての意味しかなく，副作用を覚悟してまで投与されるべきでないことは明らかです。つまり，そこでは心か脳かは二者択一の選択であって，心も脳も大事だといったあいまいな一元論は通用しないからです。

　もしも心に特有の領域というものがあるのだとしたら，精神科領域の疾病の中では，ヒステリーこそそのことを最も説得力を持って示しているのだと思います。そしてもしも心に特有の文法で読み取られるべき意味があるのならば，ヒステリーはその文法を学ぶための最もよい道標の1つなのであって，フロイトがヒステリーというロゼッタ石の導きで心を読み解く作業に着手したのは幾重にも正しいことであったと思うのです。

文献
1) 兼本浩祐，上村悦子：夢におけるシニフィアンの出現を契機として症状の解消をみた大ヒステリーの1例. 臨床精神医学 21：1957-1963, 1992

[*6] multiple sclerosis。炎症性脱髄疾患。小脳失調や視覚障害（球後視神経炎）などは代表的な症状だが，寛解・増悪を繰り返し，罹患部位も多彩なため，ヒステリーと間違われることも少なくない。
[*7] tabes dorsalis。神経梅毒の一型で，脊髄後根および後索の変性が主体。

第3章
ある老画家の事例
脳が心を支配する

　なぜ心か脳かという二者択一に私たちてんかんを診る精神科医がこだわりがちになるのか，そのことをさらに浮き彫りにするために別の方に登場してもらうことにします[1]。
　2番目の方は75歳の老画家です。

　外来診療が終わったある日の夕方，親しくしていた外科の先輩の先生から，「看護師にあれこれ無茶を言う困った人がいる。入院して環境が変わってさびしくなったせいじゃないかと看護師たちも言っているし，何とか話を聞いてやってくれないか」と頼まれました。その方は2週間程前から痔核の手術のために入院していたのですが，若い看護師が検温に行くと，「お前の目つきは何だ。色目を使いやがってけしからん」などと怒鳴って床頭台にあるものを投げつけたり，また別の時には何を話しても不機嫌そうにみじろぎもせず黙りこくっていたりと扱いづらく，すこぶる病棟での評判も悪く，変人ということで通っていました。また人によって態度を変えるのが嫌だという声もあり，特に若い看護師にはひどいことを言うという意見もありました。筆者の診察の前にはMRIや血液検査などの一通りの検査は行われていて，特に脳画像や採血結果に問題は見当たらず，声を出して喋れないのに筆談はできたこともあり，勉強家の若い看護師さんは「この症

状って,失声症*1っていうんではないですか」と尋ねてきました。

部屋に入って挨拶すると,評判とは異なりゆっくりではあるが会釈をされ,強く何度も促すと,ささやくような小声でではありますが,ここが何処で今日は何日かといった質問には正しく答えることができました。しかし,上肢をベッドから挙げるとそのままの姿勢で動作が停止する蝋様硬直*2と呼ばれている状態が観察されました。

もう一度ナースステーションに帰って話を聞き直すと,男性の態度は人によって意図的に異なっているというよりは時間単位で変化しているようであること,さらに入院当初何日かは礼儀正しい印象の人であったのが,次第に奇妙な行動をするようになっていることが確認されました。そして奥さんに来てもらって服薬している薬をお聞きしたところ,この男性は多量の睡眠薬をそれまで数十年にわたって服用しており,今回の病気とは関係がないと思ったので,そのことは主治医には全く話していなかったことがわかりました。

図3-1aはこの男性の行動異常がみられている時の脳波所見です。そして図3-1bはそれまで飲んでいた量の1/5程度のベンゾジアゼピン*3系睡眠薬を再投与してから3日目の脳波所見です。この脳波異常の消失とともに,わずか3日で行動異常は完全に消失し,男性は妻と穏やかな生活を営んでおられた入院前の元の紳士に戻られました。結局男性は,ベンゾジアゼピンの離脱症状としてごく稀に出現する特殊な欠神発作重積状態*4であったことがこの脳波から判明しました。

---

*1 psychogenic aphonia。失語症と異なり,読み書きの能力は保たれ筆談はでき,また反回神経麻痺などの機械的な発声器の損傷と異なり,咳払いなどで音を出すことはできる。心因性の病態の典型的な症状の1つ。

*2 waxy flexibility。慢性の統合失調症の症状と考えられてきたが,現在では緊張病状態(激しい精神運動性の興奮や強い緊張を伴った動作の停止・緘黙などを主徴とする状態)の症状ではあっても,必ずしも統合失調症を示唆する症状とは考えられていない。

*3 benzodiazepine。幻覚妄想に対して用いる向精神薬をメジャートランキライザーと呼ぶのに対して,睡眠薬や抗不安薬として内科でもよく処方される薬剤をマイナートランキライザーという。重い副作用は少ないが,常習化しやすく,長期間服用後は,離脱症状が出るため,止めにくくなることもある。

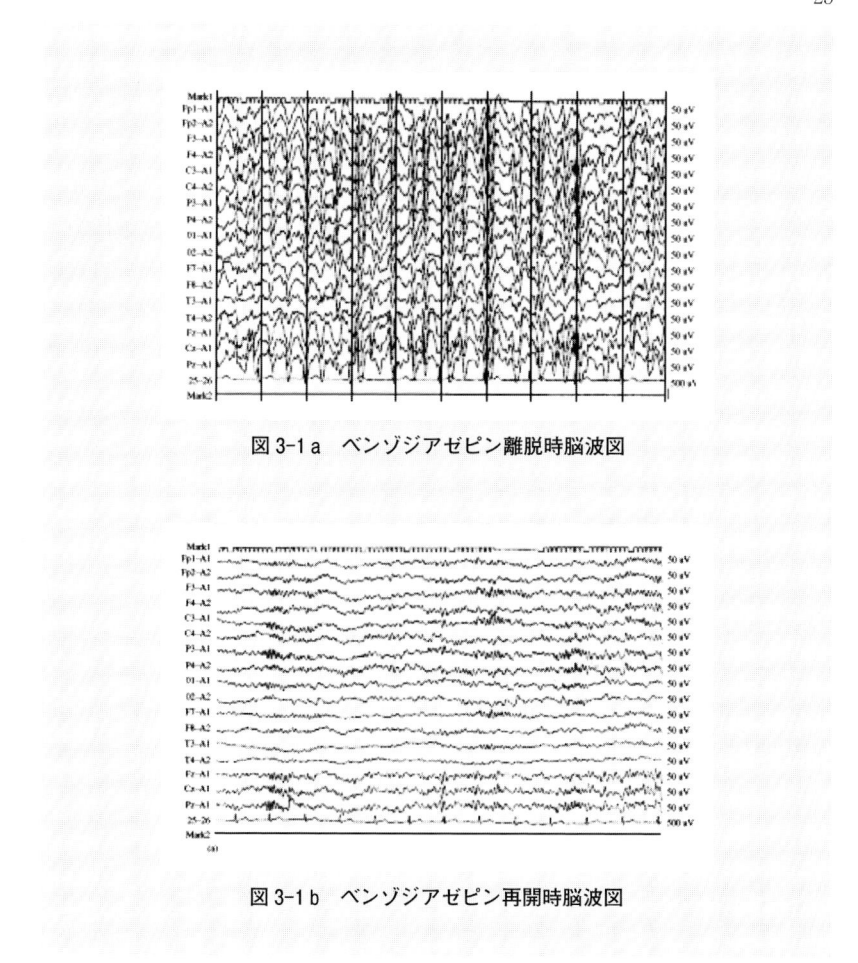

図3-1a　ベンゾジアゼピン離脱時脳波図

図3-1b　ベンゾジアゼピン再開時脳波図

　この男性のように,「私」というものの有り様は特定の仕方で脳が操作されることによって容易に変化を被ることを,私たちは精神科医として繰

---

*4　absence status。最近はより一般的に大きなけいれんを伴わない重積状態を総称して non-convulsive status epilepticus（非けいれん性発作重積状態）と呼ぶことのほうが多い。意識状態の変容は,通常の欠神発作と比較すると浅いことが多い。重積状態は,数時間程度持続することは稀ではないが,この事例のように何日間も続くこともある。

り返し体験します。そういう点では，臨床経験をある程度積むと，脳が心の下部構造であることは疑う余地のない実感として感じられるようになっていきます。ガルが開発した頭蓋骨の凹凸の細則に基づく心の計測装置は実際には何も計測できていなかったわけですが，脳波という計測装置は明らかに，この老画家の人格の変化を見事に計測していました。たとえ装置そのものはまがい物であったとしても，心を物理的な尺度で計測することが可能であるという根本的な思想に関しては，こうした事例がつみ重なって行くことで間違いなくそうだと医学者としての私たちは思うようになります。ガルがそれ故にウィーンを追放された，脳を計測すれば心を計測することができるのかという問いに対しては繰り返し「そうだ」と答えられていると臨床の中で私たちは体験するのです。

脳の論理と心の論理の仲介者としてのアンリ・エイ

　脳が壊れると心が壊れることに関して，ガルの失敗も考慮に入れながら，精神科医と脳科学者が考案した考え方はアンリ・エイ[*5]の説によく集約されています。アンリ・エイは脳の一部が壊れてそれに対応して出てくる症状を「局所性解体」，脳の特定の部分が損傷を受けているわけではないが全体として脳の機能が低下した結果生ずる精神症状に「均一性解体」とそれぞれに対して別個の表現を割り当てました。アンリ・エイの説明は，第1章で触れたヤスパースを含め長い間，多くの精神科医が共有してきた考えである，「道具を使う主人としての精神と使役される道具としての局在する脳器官」という考えと整合性を保ちながら，それよりも生気論的色彩をより薄めた構図となっています。
　アンリ・エイは，心とは脳かという私たちがこの本の最初に問いかけた問いを，ヤスパースよりより具体的に，より機械論的な方向で括り直して

[*5] Henri Ey (1900-1977)。フランス，ボンヌバルで精神病院院長を務めたフランス精神医学界の重鎮。精神疾患はその病因においては脳に由来するが，病的現象としては心理的・力動的であるとし，その考えは器質・力動論と呼ばれている。

いるとも言えます。その問いとは，1つひとつの局在可能な脳の機能をすべて数え上げれば心というものは説明してしまえるものなのかと言い換えることもできるかと思います。フランスのボンヌバルで1940年代にエイが主催した会議において，エイは一方で神経心理学者のエカン*6 とアジュリアゲラ*7 から論駁され，他方で精神分析左派ともいえるラカン*8 からも批判され，いわば心の論理と脳の論理の双方から挟撃されたような形になりました。

　少し先取りして言うならば，脳と心，臨床と哲学を結び付けようとしたエイの苦闘は，その大著『意識』を読む限り，大いなる挫折であったと言えなくはないように思います。晩年のエイは，時代の哲学であった現象学を自らの思考原理として採用しながら，脳科学とフロイトの無意識をも自らの体系に取り込もうと意欲的に思索しています。しかし第13章で少し詳しく取り上げますが，そもそも現象学というのはその成り立ちのうえから，「今，ここで私たちが体験している体験はどのような構造になっているのか」を，「直接的（直感的）に意識された事象」を通して考えていく学問です。したがって現象学は，直感によっては到達できない心的装置を主要な対象とする精神分析とは，原理的に相容れないものであることが予感されます。そういう観点から考えるならば，現象学とフロイト的無意識を統一的に理解しようとしたエイの企画には両者の棲み分けを初めから意図的に意識しておくことが本来は必要であったはずです。現象学がまさに意識についての学問であるとするならば，基本的には記憶という要因が構造的にそこからは抜け落ちてしまいます。対照的にフロイトの無意識は，記

---

*6 Henri Hécaen（1912-1983）。フランスの神経心理学者。膨大な神経心理学的業績があり，Martin L. Albert との共著である『Human neuropsychology』は神経心理学の入門書として世界中で読まれている。
*7 Julian de Ajuriaguerra（1911-1993）。アルツハイマー病におけるような解体過程および乳児・幼児におけるような発生過程の神経心理学的検索を通して，脳科学と心理学を架橋する試みを行った。
*8 Jacques Lacan（1901-1981）。フランスの精神分析家。本邦での精神科医のフロイト精神分析への関心の再興は，ラカンを通してのフロイトの読み直しによるところが大きい。

憶痕跡そのものです（column 12，→ 155 頁）。しかし，『意識』におけるエイの問いかけそのものはこうした原理的な困難さにもかかわらず価値を失うわけではありません。現象学の適用の仕方に混乱があるとはいえ，エイの構想は，私という現象の連続性を考えるうえで，必要不可欠な要因に言及しようとしています。このことは本書の第 13〜16 章でもう一度取り上げることになります。

文献
1) Kanemoto K, Miyamoto T, Abe R : Ictal catatonia as a manifestation of de novo absence status epilepticus following benzodiazepine withdrawal. Seizure 8 : 364-366, 1999

第4章
外因・内因・心因
神経回路網としての心と内因性精神疾患

　第2章では心の葛藤が原因となった疾患を，第3章では脳という体の臓器が心の不調の原因であった疾患を取り上げましたが，それぞれは心因性の疾患，外因性の疾患と精神科では伝統的には呼び習わされてきました。しかし，たとえば統合失調症とかうつ病とかいった精神科医こそが扱う領域であると世間一般も精神科医自身も考えてきた疾患の多くは，実はそのいずれでもなく，伝統的には内因性の精神疾患として別個に取り扱われてきました。内因というのは心因や外因と比べてより説明の難しい考えで，近頃は不人気ですが(column 1, →9頁)，内因性の精神疾患というのはまさに心と体の接点に位置している病態群です。ですから，この本での問いである「心とは脳か」ということを考えるうえで，内因について考えるのを避けることはできません。

　内因とは何かを考えるために，心因とは何か外因とは何かを含め，全体をもう一度整理しておきたいと思います。まずは外因性・内因性・心因性の精神疾患をそれぞれできるだけ単純化するため，その図案化を試みてみたいと思います。図案化に際して，脳をコンピュータのハードの部分，心をコンピュータのソフトの部分に準えてみます。ハードウェア（機械部分）としてイメージしているのは，最終的には解剖によって視認しうる脳の構造で，ソフトウェアとしてイメージしているのは，神経回路網によって実体化されるさまざまの情報やプログラムです。そして実際に体験される内容や表出される行為・メッセージをメールや印刷物としてイメージし

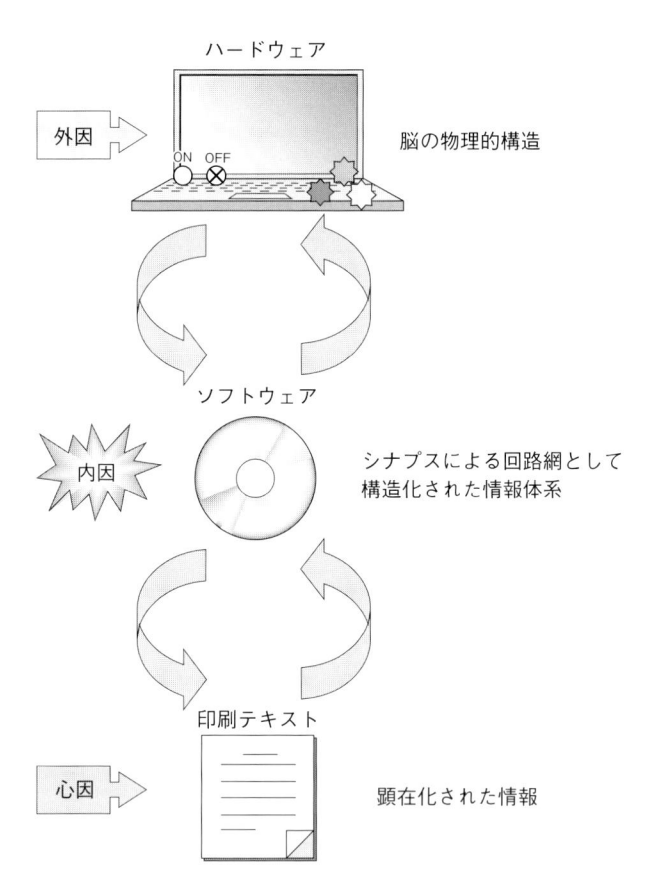

図4-1　外因・内因・心因の模式図

てあります（図4-1）。

　外因による脳の障害は，ハードウェアの故障に準えることができます。外因による精神疾患には，目に見えて脳が壊れる場合と，形としては壊れていないが発熱とかホルモンの異常など，何らかの体の不調が原因で脳の機能不全が生じている場合があります。MRIなどで確認できる脳の病巣がある場合は，前章のエイの用語を援用するならば局所性解体に当たりますし，脳全体に負荷がかかって機能不全が生じている場合（第3章の事例

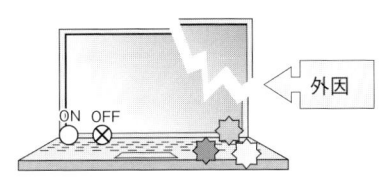

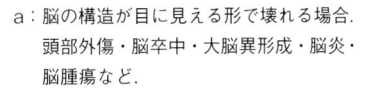

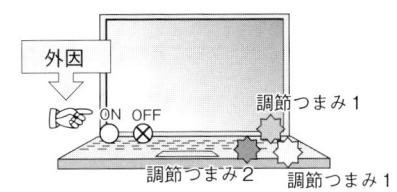

a：脳の構造が目に見える形で壊れる場合．
　頭部外傷・脳卒中・大脳異形成・脳炎・
　脳腫瘍など．

b：外因により脳内のいずれかの伝達系が過
　剰ないしは過少に機能する場合．
　代謝性疾患・薬物など．

図 4-2　外因による脳の障害の例

はそうですが）は，均一性解体におおよそ当たると考えていただいてよいと思います。それぞれパソコンを机の上から落として一部を破損したような場合（図 4-2 a）と，パソコンに供給される電力が何らかの理由で不足してしまった場合（図 4-2 b）をイメージするとよいかもしれません。

心因を考えるには「了解」を考える必要がある

　次に心因について考えてみます。第 2 章で具体的な事例を挙げましたが，もっと単純な例を挙げるならば失恋して食欲もなく夜もよく眠れないといったような場合を考えるとよいかと思います。ハミルトンが作成したうつ病尺度があって，抑うつ状態の重症度を点数化できるようになっているのですが，全然眠れないと 6 点になりますし，仕事場には何とか行くが仕事をする気には全然なれず，見るからに暗い顔をしていると 5, 6 点くらいになります。本当に死ぬ気はないが生きていても仕方がないという気持ちがあればそれで 1 点，いつもよりも明らかに口数が少なくなればさらに 1 点，なんだか全身に力が入らず体がけだるければさらにまた 1 点になり，合計して 16 点くらいになると，点数だけからは立派にうつ病になってしまいます。しかし，2〜3 週間でこうした状態が回復する場合，精神科医はこれをうつ病とは診断しませんし，診断マニュアルでもある程度そのようになっています。当たり前のことですが，本当に相手のことが好き

だったら失恋をすれば多くの人はうつ気味になるだろうと了解できるからで，その結果として生じた元気のない状態を私たちがその人の生活史の中の出来事から十分理解し，了解できると感じる場合，これをうつ病とは診断しません。うつ病尺度の使用説明書にも「この尺度は経過を観察するためのツールであって診断に使うのは適切でない」とちゃんと書いてあります。

ですから，心因とは何かということを考えようとする場合，ヤスパースの了解という概念を検討する必要が出てきます。ヤスパースは，人間の体験を内容と形式に分けて判断することを提案しました。内容に由来する心の不具合を了解可能性と対応させる一方で，体験形式の異常による精神症状を了解不能性と関連づけました。先ほどの失恋の場合を例にとるならば，失恋という生活史上の出来事によって食欲がなくなったり眠れなくなったりするという症状が出現するのは因と果の間を十分感情移入することが可能であり，その意味で了解可能だとみなされるわけです。では了解不能，体験形式の異常とは具体的にはどのようなことを言うのでしょうか。ある時，内科外来から助けを求められて私が行ってみると，ある初老の女性が床に這って匍匐前進をしていました。紆余曲折の末に精神科外来に来てもらって，「どうしてあんなことをしていたのですか」と尋ねると，その女性は「内科外来の入り口のところにタオルが置いてあったでしょ。あれは'タオレロ'という命令でしょ」と答えたのです。タオルの存在から「タオレロ」という意味を読み取ることを，私たちはもはや自分の身になって感情移入し了解することはできません。そしてこうした場合，たまたま内科外来のタオルに限定して出来事に対するこうした異常な解釈が出現しているということはなく，日常的に出会う他の多くの対象や事象に対しても次々に同じような読み取り過剰が起こっていて，物事の体験の仕方が全般的に変化しているのが通例です。その点からヤスパースは「タオル」を「タオレロ」という命令と解釈して匍匐前進をするこの女性のような場合のことを体験形式の障害とみなして，個々の体験内容の異常とは区別したのです。

しかし，先ほどの失恋の場合でも時間の経過と周囲の人たちの普通の優しい心遣いで状態が回復しない場合，話はもう少し複雑になります。たとえばそれまでは明るく人生を楽しんでいたのに，ほんの少しお付き合いしただけの人に失恋して，それから半年経っても部屋から一歩も出ることができず，体重も大幅に減り，もともと興味を持っていたどんなことにももはや興味を持てずに自殺企図を繰り返すといった事態となった場合がそれです。その場合，出来事に対してあまりにもその後の結果が不釣合いに大きいとみなされ，出来事から了解することが困難な事態だと評価されることになります。こうした場合には，失恋は確かにその後のしんどい状況のきっかけにはなったのだが，現状における状態はもはや失恋という心因に依存しない何らかの自律的な障害が生じたとみなされるわけです。

脳自体の自律的な変化としての内因性疾患

　では，こうした脳自体の自律的な変化とは，物理的にはどのような事態をイメージすればよいのでしょうか。内因性精神疾患という概念が意味のあるものであるためには，神経回路網によって表現される情報やプログラムからなるソフトウェアの一次的障害というモデルが最も適切であるような気がします。このモデルに従えば，神経回路網は一定の可逆性・可塑性を持っているので，内因性精神疾患は，ハードウェアとしての脳そのものが破壊された場合と異なり，相当程度可逆的であることが予想されます。他方で，大規模にコンピュータ・ウイルスによってソフトが書き換えられたコンピュータが場合によっては修復が困難になるように，一定の規模以上の神経回路網の書き換えが起こってしまうと，容易にその修復はできなくなっても不思議ではありません。内因性疾患が出現するようなソフトウェアにおいては，こうしたコンピュータのウイルス感染に匹敵するような出来事によってソフト全体が書き換えられてしまうポテンシャルを持つという特徴が，発病以前から神経回路網にすでに存在しているモデルを構想することもできます。たとえば統合失調症の場合であれば，一定の環境

因子が加わると私たちの世界がどのように体験されるかを規定している基本ソフトが全面的に書き換えられてしまうような特徴を持つ神経回路網が，遺伝的な素因あるいは生活史的積み重ねによって形成されている状態としてこのモデルでは想定することができます。

恋愛を契機としてこうしたシステム全体の書き換えが起こったかのように思える，以前出会った女性の例を紹介してみたいと思います。

　彼女は18歳頃から，大勢がいる場所では絶えず人に見られている感じや誰かに脅かされている感じを漠然と抱いていましたが，表面的には特に大過なく過ごしていました。しかし21歳の時に同じ職場の同僚の男性に交際を申し込んで断られたのをきっかけに引きこもりがちとなり，その後，何度もリストカットを繰り返すようになります。このため近所のメンタルクリニックで境界性パーソナリティ障害と診断され，カウンセリングを中心とした治療を受けていました。こうした経過を1年以上繰り返した後で，ビルの屋上から投身自殺を図り，骨盤骨折，大腿骨骨折など全身に10か所近くの骨折をしましたが，奇跡的に命を取り留め，私が勤めている病院の整形外科に入院することになりました。入院後，言動がおかしいということで私がベッドサイドに診察に行ったのが彼女との最初の出会いです。

　ベッドサイドに行ってみると，自発的にはほとんど発語はありませんでしたが，辛抱強く待っているうちに，自分の考えが病院中に漏れて伝わってしまい，放送されているように感じているのが本人の言葉の端々から聞き取れました。また，骨盤と両足，さらに鎖骨の骨折があるにもかかわらず，点滴の管を首に巻きつけて死のうとするなど自殺企図が何度か行われていることが看護スタッフから報告されました。応答は訥々としていましたが支離滅裂というわけではなく，死ねという幻聴の命令があってそれに抗することができなかったことも聴取されました。これほどの身体的な状態であるにもかかわらず，厳しい口調で退院を要求し，ベッドから這い出して出て行こうとするなど

の行動も繰り返しありました。しかし全身状態が予断を許さず集中治療室での管理を必要としたため,「脳が興奮しすぎてそのままでは興奮がとけないようになってしまっています。これを鎮めないと眠れないし今のしんどさは楽にならないと思うから」とここで彼女に起こっている出来事の少なくとも一部は脳の病気と関係しているかもしれないと説明することで, 投薬を説得したところ, 運よく薬は飲んでくれるという話になり, リスペリドン[*1]という薬剤を6mgまで増量して投与しました。その結果, ほぼ3週間程で, こうした自分の考えが放送されてしまっているという確信[*2]や命令する幻聴などの体験は速やかに消失し, その後1年にわたるリハビリを中心とした入院生活の間, 自殺企図はみられませんでした。入院の間, 週に1～2回会いに行って, 5分程度のごく短いやり取りで自分の気持ちが筒抜けになっている感じや, 人に絶えず観察されている感じはなくなっていることを確認するだけの回診が淡々と数か月続いた後,「寄る辺のなさ」や「なんとも表現しがたい空虚な感じ」をごくわずかですが彼女は訴えるようになりました。リハビリを淡々とこなす以外は病室からはほとんど一歩も外へ出ず, テレビも見ることはなく, ベッドの上で身じろぎもしない状態が回診に行くといつも見受けられました。

ほぼ1年後, 退院が決まり, 週に1回の通院が始まりました。12時間以上眠り, 通院日以外は全く外出しない毎日が続きました。退院後数か月間は,「自分がいると両親や兄弟がロボットのように生気のない存在になってしまう気がする」という親しい人への特異な離人感や, わけもなく発作のように湧いてくるなんとも言えない虚無感に時に圧倒されるようになり, 二, 三度は実際に大量服薬やロープを首に

[*1] risperidone。少量投与であれば従来の抗精神病薬と異なり, パーキンソン症状や眠気・起立性低血圧などを起こしにくい非定型抗精神病薬(メジャートランキライザー)と呼ばれる薬剤の1つ。

[*2] 思考伝播"Gedankenausbreitung"と呼ばれる症状。シュナイダーの1級症状と呼ばれる統合失調症に典型的に観察される陽性症状の1つ。自分の考えが勝手にテレビで放送されている, インターネットに流されているといった訴え。

まきつけるなどといった行動に至ったこともありました。この頃にはしきりに生きていることの苦痛が訴えられ，もう待てないという思いが強く，ただ生きているだけでしんどいことがひしひしと伝わってきました。

　しかし，退院後1年を経た頃からこうした自殺企図は目立たなくなり，それまでは1週間に1回の通院日だけにしか外出しなかったのが，家人と一緒に週に1回は買い物に出かけられるようになりました。さらにこの頃からは週に1回ですが，土産物の人形を作る内職を得て知り合いの工房に出かけるようになりました。最初の出会いから3年目になると週に3回は工房に出かけるようになり，この頃から綺麗に化粧し，年頃のおしゃれな服装になり，会話の内容も豊富になりました。さらに図書館司書になると言い出してそのための勉強を始めるなど，活動性は大いに高まりましたが，この頃一時的に後ろをつけられていると強く感じるようになり，投薬量を増やさざるをえなくなったりもしました。数か月から半年に一度，突然未来が空白になって以前の何もできなかった時の状態に引き戻される発作様の体験が始まったのも同じ頃のことです。「未来に向かって時間が流れない」「めくっていた本の次のページが突然なくなり，めくるページがなくなってしまう」と表現される独特の体験は前触れなく突然襲ってきて，その余韻で数日間何もできなくなり，「実行はしませんが，死にたいという思いが募ります」と訴えられました。出会いから6年目になって，一見するとごく普通の理知的な若い女性に見えるのですが，小さな感情的な行き違いがあるとそれが深くいつまでも尾を引いてしまい，家族とも他人ともどんな風に付き合っていけばよいか試行錯誤を繰り返しています。小さな感情的な行き違いがあたかもいつまでもそのままでは治らない傷を心につけてしまうかのような印象は今でも継続しています。

　繰り返しになりますが，本書では，内因性の精神疾患というのは，脳そ

れ自体が外からの影響からある程度独立して自律的に障害される特発性の疾患群だという考えを取っています。しかし，それらは単に特発性というだけではなくて，たとえばアルツハイマー病のように特発性の脳の疾患ではあっても非可逆的に脳の構造が破壊される場合は，内因性の精神疾患には入れないのが一般的です。さらに，もう1つの内因性の精神疾患の大きな特徴は，生活史上の出来事が発病の重要なきっかけとなったり，精神療法的な関与が疾患の進展や回復に大きな影響を与える可能性があるという点です。こうした内因性の精神疾患の特徴は，たとえば，アルツハイマー病の人たちが接し方によって攻撃的になったり落ち着いたりするといったこととは根本的に違います。内因性の精神疾患にとって，特定の生活史上の出来事がその発病にとって格別な意味を持つ場合があることは間違いありません。だからといって発病因となった出来事が解消されても，適切な投薬や休息をしなければ一定の程度までは病態は進行ないしは悪化します。繰り返しになりますが，内因性の精神疾患のこうした特異な性質は，その一次的な活動の場が神経回路網の水準にあるからだと考えると最も説明がつきやすいように思うのです。図4-3に外因，内因，心因を模式的に再度提示しました。

　シュピッツァー[*3]という私たちと同時代の精神科医は，心と神経回路網とに一定の等価性を持たせるモデルを提示しています。このモデルでは心は結局はある種の演算に等値されます。しかし，この演算を実体化している神経回路網は演算そのものではないこと，演算を可能にする構造であることに注意を払う必要があります。この微妙な相違は，意識と記憶を対峙させるうえで，第12〜13章でもう一度取り上げますが重要な論点を含んでいます。

　神経回路網は実体としてはシナプスでできていますから，可塑的・可変

[*3] Manfred Spitzer（1957- ）。ドイツ・ウルム大学精神科教授。村井俊哉・山岸洋が大変明快に訳出した『脳回路網のなかの精神―ニューラルネットが描く地図』が2001年に新曜社から出版されている。テレビゲームは教育に悪影響があるという自説を展開。「脳と精神（Geist und Gehirn）」という人気のテレビ番組を受け持っている。

a：外因

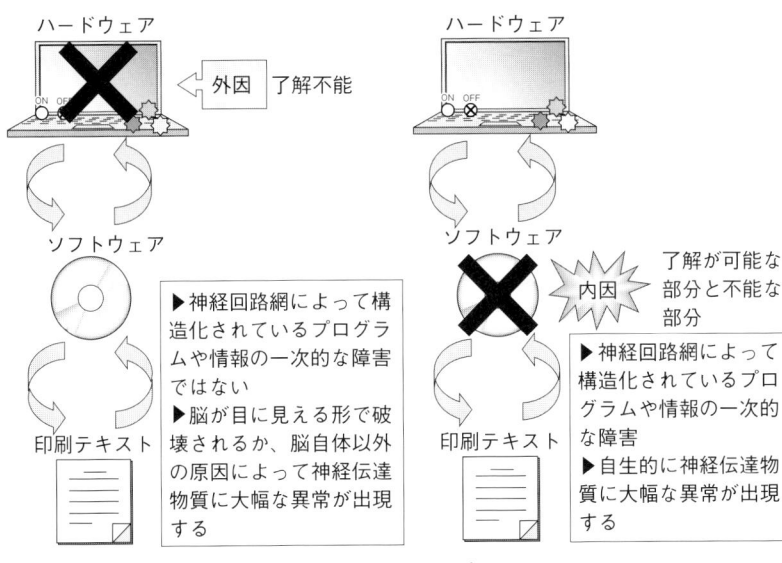

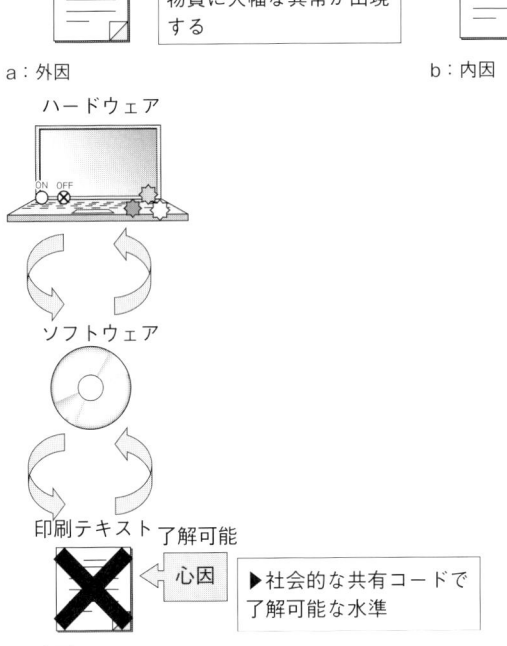

ハードウェア ← 外因　了解不能

ソフトウェア
- ▶神経回路網によって構造化されているプログラムや情報の一次的な障害ではない
- ▶脳が目に見える形で破壊されるか、脳自体以外の原因によって神経伝達物質に大幅な異常が出現する

印刷テキスト

b：内因

ハードウェア

ソフトウェア　内因　了解が可能な部分と不能な部分
- ▶神経回路網によって構造化されているプログラムや情報の一次的な障害
- ▶自生的に神経伝達物質に大幅な異常が出現する

印刷テキスト

c：心因

ハードウェア

ソフトウェア

印刷テキスト　了解可能 ← 心因
- ▶社会的な共有コードで了解可能な水準

図4-3　外因・内因・心因の模式図

的であるという特徴があります。このシナプスにおける電気の伝導率の変化は心の物理的な基盤としてはおそらくはとても重要ですが，ガルが最初に考えたように頻繁に使用される脳の部分は多くのシナプス連結を形成して肥大し，使用されないシナプス連結は減少するという構造上の変化が起きます。こうした変化は外因性のダメージによる脳の破壊による容積の減少とは異なって，増減自体が個人の生活史を情報として刻み込んでいます。

シモーヌ・ヴェイユの「祈りが体を変えるほどに」という言葉はまさに内因性精神疾患を考える時に現実のものとなります。ある心の出来事が容易に元に戻らないほどに脳を変化させてしまうこと，より正確に言うならば神経回路網の連結を一種後戻りができない程に組み替えてしまうということが内因性の精神疾患においては起こりえます。多くの精神科医が，統合失調症を前にして戦慄にも似た畏れと慄きを臨床の初めに感ずるのは，心の領域にあるはずのことが体を変えうるという一種の奇跡を目の当たりにすることにもその一因があるような気がします。

第5章
デカルト的二元論

　デカルトは心の領域に属するものと体の（あるいは物質の）領域に属するものは異質の性質を持っており，そのままでは相互に交わることができないと考えていました。これはごく単純には第2章で書いたように，どんなに懸命に念じても念ずるだけでは手首に切創を作ることはできないといった一見当然の発想です。デカルトは心の領域に属するものをレス・コギタンス "*res cogitans*"，物質の領域に属するものをレス・エクステンシア "*res extensia*" と呼んで両者を区別しました。ラテン語では "*res*" は事柄ないしは物，"*cogitans*" は思うという動詞の現在分詞，"*extensia*" は広がりのあるといった意味です。ですからレス・コギタンスとは思考の領域にあるもの，レス・エクステンシアとは広がりのあるもの，つまりは空間を占拠するものといったほどの意味になります。レス・コギタンスが生き物の領域の出来事であるという点が強調されると，物質の領域に属するものが空間性によって特徴づけられるのに対して，心の領域は本質的に時間を軸として構成されるものとして対比されることになります。ここで言う時間は本質的には空間化されない時間，いわば純粋持続なのだといった但し書きが付けられることもあります。この但し書きは，私たちが時計で測っているような時間はすでに空間化された時間であって，空間化されていない純粋な時間体験が純粋持続[*1]であるというように説明されています。ミヒャエル・エンデの『モモ』という小説は，時間体験の空間化を，時間体験の本来の豊かさの喪失といったイメージで表しています。フッ

サール[*2]のノエシス・ノエマ[*3]の議論，木村敏の現象学的精神病理学では，こうした心と体，時間と空間の二元論およびその乗り越えが必須の構成要素となっています。

実体的二元論─心と脳の変換器としての松果体

デカルトのオリジナルの二元論は，現在では実体的二元論"substance dualism"と呼ばれていて人気がありません。心が純粋持続のようなものを基盤として体とは相互排除的なものであるとすると，本来異質なものであるはずの心と体がどのように交わりあうかという問題は難問となります。デカルトはこの難題への答えとして，脳の深部（脳梁膨大部の直下）にある松果体と呼ばれる組織に心的なものと身体的なものを結びつける一種の変換器があって，この変換器を通して心と体はかかわりあっているという奇説を考案しました。おもしろいことに松果体は，鳥などでは第3の目と呼ばれ，光を感知し，体内時計という生体内の時間を司る中心器官であるとされています。哺乳類では視床下部の視交叉上核という場所に体内時計の中枢は移っているものの，松果体はメラトニンの産出を通して体内時計と密接に関連していることが現在では判明しています。体内時計というのは，時間を24時間周期という尺度で区切って空間化する装置の原型とも言えますから，いずれかの臓器を心と体の間を媒介する変換装置とし

[*1] アンリ・ベルクソン（Henri Bergson, 1859-1941）が『時間と自由』（1889年）の中で論じている。圧倒的に脳科学が隆盛する現在において，空間に還元されない時間，物質に還元されない記憶といったベルクソンの思索は極めて現代的である。精神医学者のミンコフスキーに大きな影響を与えた。

[*2] Edmund Gustav Albrecht Husserl（1859-1938）。オーストリア出身の哲学者。今，ここで対象が現前していることはどういうことかを徹底して考えた現象学の創始者。ハイデッガーが彼のフライブルク大学の後継者となるが，学問的には決裂した。最晩年はナチスによる迫害のためほとんど自らの書斎にこもり著述活動に専念していた。

[*3] 認知対象を構成する意識の側面をノエシスと言い，構成されて析出する対象の側面がノエマ。志向性という対象を現前させる意識の働きの構造を捉えた用語。

てどうしても選ばねばならないのであれば，この第3の目と呼ばれている脳の器官をデカルトが選んだのはさすがによいセンスではなかったかと思います。しかし，そもそも脳という身体が生み出したものがどのようにして心の性質を持つようになるのかという問題に対して，残念ながらこの変換器説は何らの実質的な答えも出していません。

　松果体のような脳の特定の器官を，脳から心への変換器として想定することはそもそも構想として無理がありそうです。しかし，デカルトが考えたように心と脳がそれぞれ時間と空間のような不連続な性質を基本原理とし，しかも心の存在が物理的には脳に依存しているとしたら，脳の生み出すものを心へと変換する変換器はどこにあるのかというデカルトの問題設定そのものは解決すべき難題として残ります。念じても手首に傷を作り出すことは私たちにはできませんが，念じれば手首を動かすことはできます。そしてどのようにして念じて手首を動かすことができるのかについて私たちは今や明確な科学的解答を持っているかのように見えますが，実際には見かけほどこの問いかけに対する答えは自明ではありません。というのは，念がどのようにして上腕二頭筋に伝わるかについてはいかにも確からしい説明をすることはできるのですが，このもともとの念とは何なのかに関しては今でも脳科学での説明は錯綜しています。この問いに対する脳科学の側からの現在最も有力な解答の1つは，「この念の部分は脳の機能という観点からすると取るに足らないもので，無視しても大した差しさわりはない」という考えです。この考えは，排他的唯物論，あるいは随伴現象論[*4]と呼ばれています。

随伴現象論──心は脳の刺身のつま

　随伴現象論というのは極論すれば，私たちの自由意志などというものは，行動科学の観点においては取るに足らない刺身のつまのようなもので

[*4] epiphenomenalism。付随現象論とも言われ，意識やクオリアは物質に付随しているだけで何の影響も及ぼさないという考え。二元論の一種であるが，相互作用説，心身並行説と対立する。

図 5-1　リベットの心理実験

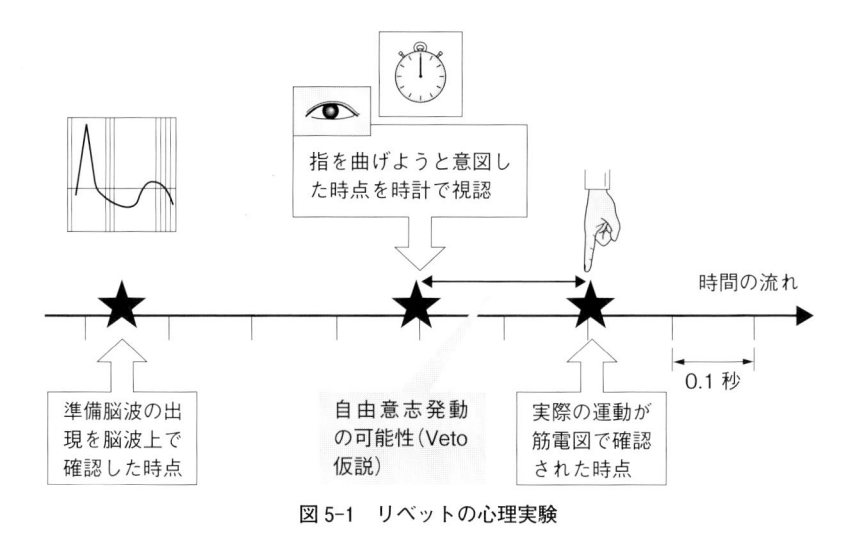

あるという主張です。一見全くの暴論のようにも思えるこの主張ですが，実は医学領域での心身相関論においては現在非常に有力な主張となっています。この説が紹介される時にいつも引用されるのが，1980 年代に行われたベンジャミン・リベット[*5]の準備電位の実験です。リベットは被験者となった人たちに運動をさせ，その運動をしようと被験者たちが意図した時点と，脳が準備電位を出現させた時点，さらに運動が実際に行われた時点の 3 点を測定しました。リベットの実験では運動が実際に発動した時点と準備電位が出現した時点の時間差は 1/5 秒ほどだったのですが，驚くべきことに，運動をしようと被験者たちが意識的に思った時点よりもさらに 1/3 秒ほど先行して，脳がすでに運動の準備をしていることが脳波上で証明されました（図 5-1）。つまりは，被験者たちが自由意志で行動することを決意するより前に，すでに脳はそれに先行してその行動のお膳立てをし始めていたことをこの実験結果は示しており，私たちの自由意志というのは，実は脳によって前もって行われた選択の尻馬に乗っているだけなのに

[*5] Benjamin Libet (1916-)。カリフォルニア大学神経生理学者。ユダヤ人。

自分では自分の意志で行ったと錯覚しているだけではないのかという疑念をこの実験の結果は引き起こしました (column 5)。

　この実験結果を多くの脳科学者は，リベットの意図に反して，「行動しているのは私である」という自由意志の感覚は一種の錯覚であり，脳科学で真剣に検討すべき問題のリストからはずしてしまってもよいと考える脳第一主義を支持する所見として受け取りました。

　この唯物論は意外にも汎神論者と呼ばれるスピノザの考えと一定の相似形を成しています。スピノザによれば，私たちは実際にはコナトゥスと呼ばれる「自己の有に固執しようと努める力」に駆り立てられて行動していながら，それを自覚する場合には身体の部分で起こっていることを感知することができないので (衝動の全体像を見渡すことができないので)，あたかも自分自身が自発的にそれを求めているかのごとく錯覚してしまうと論じています (エチカ第3部定理9備考)。スピノザにおいてはこうした錯覚を排除して，自らの真の衝動へと身をゆだねる勇気を持つことが神へと連なる第一歩だと考えられているという点で，排他的唯物論の立場とは異なりますが，単純に不滅の霊魂の存在を信ずるようなタイプの生気論との隔たりは極めて大きく，それと比べれば遥かに排他的唯物論に近いことは注目すべき点です。

column 5　リベット論

　『講座 生命』を主な媒体として，脳科学の立場を踏まえながら心身相関に関してユニークな論考を次々に発表している深尾憲二郎氏には，卓越したリベット論がある[1]。深尾の卓越したリベット論を導きの糸として，意図の自覚の遅れという現代の心身相関論にとって重要な所見について少し考えておきたい。

　本文にも書いたように，単純に読めば，リベットの実験の結果は，自由意志に先行して脳がすでに行為のお膳立てをしてしまっているということであり，私が主体的に行為を決める可能性を否定している結果のように読める。もし私の自由意志が行為に本質的には介在する余地がないのだとしたら，私の自由意志の存在を前提としている近代国家の刑法体系を含めて，近代国家というものの成り立ちそのものに根本的な地殻変動が生ずることになる。リベット自身は，意図が自覚されてから実際の運動が起こるまでの 0.2 秒の間に自由意志が介在する余地があると主張し（**図 5-1** 参照），拒否権仮説を提唱して自由意志の存在を守ろうとした。しかも深尾によれば，リベットはこの拒否権の発動には脳による拒否権発動のためのお膳立ては必要ではない可能性があるとまで主張している。しかし脳過程に拠らない何らかの効果の存在を想定することは，生気論への逆行であるようにも思える。仮に拒否権の発動がありうるとしても，それもまた脳過程による準備段階に先行されているのではないかと当然人は考えるであろう。

　たとえば本を読む時に，あるいは文字を書くときに私たちは，明らかに今私たちが読んでいる部分や書いている部分の大よその内容を脳が前もって予測し準備しているのを感じるし，そうした準備を脳がしているということを例証している研究は十分に存在している。先行する文章によっておおよその方向として次にどのような文章が来るかはすでに予想されており，脳はそれに対して前もってチューニングされている。リベットは被験者に心理的な圧迫を加えないために，好きなときに指を動かすように指示しているが，こういう実験に参加した時点で，その人の元もとの性質や実験参加者という社会的条件などが相まっていつ指を動かそうとするかに関しても一定の法則性に縛られてしまっている可能性は当然あろう。ランダムに押そうと意識的には思っていても，ランダムに押そうとすることそのものが何らかの規則性を生じてしまい，目に見えない自身の脳の特性に支配されて，何秒間かに一度，被験者は指を動かしたくなっているのかもしれない。つまり，この指を動かしたいと思わせるべく脳を準備しているものが，真の私の意志の主体だと言うのであれば，それは確かに「私たちの脳や身体を含むのはもちろんのこと，そればかりではなく外界からの偶然

的な影響の一切を含むもの」であって，そうなればそれはスピノザの神に極めて近いものであるということにもなろう。私がここで指を動かすのは一切の因果の連鎖の結果であって，行為の主体が私だという感覚は，単なるユーザーイリュージョンに過ぎないものであると考えるとすれば，それはまさに付随現象論そのものである。

　しかし文書を書く時のことを思い浮かべてみると，今書いていることの準備が脳においてそれよりわずかに先行して行われているからと言って，このお膳立てと実際に何を書くかということの間には落差が存在しているのも事実である。つまり，脳におけるその脳の特性と過去からの体験の総体である神経回路網のシナプス加重の有り様と現在の外界からの入力の関数として脳が，「今」についての準備とお膳立てを前もってしているとしても，また，さらに，多くの瞬間においてはそのお膳立てを裏切ることなく流れるように自動的に脳がチューニングした方向性を私は追認しているだけだとしても，しかし時に脳が準備した慣性が裏切られて驚くことも私たちは体験する。クオリアのコラム（**column 6**，→ 55 頁）で取り上げるが，コーラに向けてチューニングされていた脳にミルクが与えられた時のような驚きは大なり小なり連続的に体験されている出来事であって，脳がシミュレーションした未来は必ずしもその通りに実現するわけではない。

　リベットの実験から得られる教訓は，脳がどうやら私に常に一歩先回りをして来るべき今を準備しているのだろうということだけである。つまり脳は常に未来へ向けて投企を行っていて，今を遡ること 0.3 秒前から今に至るまで脳が私たちのために機械的にしてくれていることについては私自身は関与することはできない。しかしリベットが主張しているように，リベットの実験は，脳が準備し終えたその最終的な結論を私たちが受け取る「今」が到来した時にも，私が脳を裏切る自由を持っていないことを証明しているわけでもない。

文献
1) 深尾憲二郎：講座 生命 vol 7, 自己・意図・意識—ベンジャミン・リベットの実験と理論をめぐって. pp238-268, 哲学書房, 2004

実体的二元論から心身並行論へ──我思う・我が脳は放電す

　デカルトの心と脳のかかわりを考える学説においては，変換器が何かではなくて，変換器という発想そのものが，すでに実体的二元論であって，こうした問いを立てた時点ですでに解答ができない問いを立てているのだと多くの心身相関論者は現在考えています。なぜならとりあえず心の世界といったものがあり，またとりあえず物質の世界というものがあって，脳内のなんらかの器官を変換器として心の世界と物質の世界が相互交流しているという図式は，心の世界と脳の世界という実体として異なった領域が別々に独立して存在していることを前提としており，こうした考えそのものが松果体云々を抜きにしてもすでに実体的二元論だからです。しかし，外因性の精神疾患を考える場合，私たちはあたかも実体的二元論に近い立場に立っているかのような感覚に陥りがちです。たとえば，第3章の老画家の場合，ベンゾジアゼピンの離脱が性格の変化という精神のあり方の変化を引き起こしたのだから，脳が心を引き起こす因果関係を考えてよいのではないかと思ってしまうわけです。しかし，ベンゾジアゼピンの離脱が引き起こしたのはあくまでも欠神発作重積状態という脳の特定の状態です。つまり因果関係は，ベンゾジアゼピンの離脱と欠神発作重積状態というレス・エクステンシアとレス・エクステンシアの間の関係であって，心と脳の関係を問題とするのであれば，欠神発作重積状態という脳の状態とその状態において件(くだん)の老画家がどのような体験をしていたのかということの間の関係ということになるはずです。

　私たちの脳は私たちを取り巻く物理的な環境から，私たちが生き物としてあるいは人として生きていくのに必要な情報を切り出して世界を構成しています。私たちは自分の脳を通してしか世界を知覚することはできませんから，私たちが見るものも聞くものも触るものもすべてはことごとく私たちの脳の刻印を打たれています。ですから純粋に客観的なものそのものといったものを私たちは直接知覚することはできません。なぜなら私たち

が知覚するすべてのものは，自分の脳というフィルターを通して再構成されたものであって，私たちの生存に有用な形で歪みを付加されて作り出されたものだからです。現象学風に知覚されるすべての存在は時間化されているとこのことを表現することもできると思いますし，デカルト風に表現するのであれば，「コギト（我思う）」は，私が私の世界で出会うあらゆるものに構成的に組み込まれているといった表現にもなろうかと思います。

　それでは私たちの脳が，私たちの脳に特有の一定の様式に従って，私たちの知覚世界を切り出していると考える場合，心と脳は等価物と考えてよいことになるのでしょうか。しかし，ある事柄の存在が物理的に他のものに依存しているからといって，両者が等価物であるということはできないことは明らかです。たとえばT・S・エリオットの詩集は，紙とインクとで構成されていて，この紙とインクがなければ詩集は存在しませんが，だからといって本を構成している紙の性質やインクの性質をどれほど研究してもエリオットの詩については何ら理解することはできません。私たちが喋るという行為を例にとれば，反回神経という声門の開け閉めを司っている神経が完全に麻痺すると私たちは言葉を発することはできなくなります。しかし私たちは声門の開け閉めと言葉を喋ることを等価とは考えません。ところがこれが，第三前頭回のブローカ中枢にダメージが加わって言葉がうまく喋れなくなるということになると，言葉を発するということとの本質的な関係をにわかには否定しきれなくなります。

　脳と心の関係を考えてきた精神科医や神経科医は，19世紀にはすでに脳が心の原因であるというこれまで取り上げてきた実体的二元論と呼ばれている立場を離れ，心で何かが起こっている時に，脳ではどのようなことが起こっているのかの対応関係を考える心身並行論に大きく傾いていました。これは二元論の中では等価性理論，あるいは説明的二元論と呼ばれていて，水とH_2Oの関係がその代表的な例としてしばしば挙げられています。この場合，水がH_2Oを引き起こしているわけでもその逆でもなく，両者の間に因果関係が成り立つわけではありません。たとえば後頭葉てんかんを例にとると，脳内の一次視覚領野で放電が観察されることと，赤や青の色とりどりの渦巻

きが見えるという体験が並行して起こることがあります。あるいは，赤い色が見えている時に脳の血流を測定すると後頭葉の血流が増加しています。心身並行論では，同じ出来事が心から眺めれば赤や青の渦巻きと表現されるし，脳からの視点では後頭葉内側面の一次視覚領野の放電として捉えられることになり，一次視覚領野の興奮という脳内現象を赤や青の渦巻きが見えるという心の現象に変換するための変換器は必要がないという議論になります。

脳と心は本当に並行するか──発作後精神病の一事例

この議論には2つの反論が提出されてきました。その1つは，多くのこうした心身並行においては，水とH_2Oが同じという意味での一対一の対応が成立しないという反論です。水とH_2Oのような常に成立する相同関係のことをタイプ相同性 "type identity" というそうですが，タイプ相同性が成立するためには，ライプニッツの法則が成り立っていることが前提条件とされています。ライプニッツの法則とは，AとBが相同関係にあるとすれば，AとBはすべてにおいて同一の性質を持っていなければならない。もしAが持っていてBが持っていない何らかの性質があるのであれば，AとBは相同関係にはないというものです。しかし，比較的こうした対応が実現しそうな，赤い渦巻きと後頭葉てんかんの事例を考えても，ライプニッツの法則は当てはまらないことがわかります。後頭葉と赤い渦巻きの例では，たとえば眼性片頭痛で血管が一時的に細くなってしまった時でも視覚性の幻視は出現しますし，逆に同じく後頭葉を電気刺激しても必ずしも誰にでも赤い渦巻きが見えるわけではなく，七色の虹様の楕円や花火のような光が見える人もいます。

このことをもう少し具体的に考えるために，側頭葉てんかんの若い女性を紹介したいと思います[1]。

その女性と私が初めて会ったのは，彼女が26歳の時のことでした。彼女は，3歳の時に熱性けいれんが1時間以上止まらない状態とな

り，発作がおさまってからも半日以上右の手足が麻痺するといったことがありました。しかしその後は何もなかったかのように順調に発育を続け，学校の成績もクラスで1，2番の利発な少女に育ちました。ところが，小学校3年くらいから急に数10秒から1分の間，誰か怖い人が近くに潜んでいて自分を襲ってくるような激しい恐怖感を週に1〜2回体験するようになり，小学校5年生になるとこの恐怖感に引き続いて意識がなくなり，知らないうちに立ち上がって授業中も教室を歩き回るようになってしまいました。いくつもの病院を転々として治療しましたが，全く発作は止まらず，とうとう22歳頃からは，前兆が連続したり，意識のなくなる発作が日に何度か連続して起こると，家族や友達などごく親しい周りの人たちが今までと全く違う見知らぬ人物のように思えて恐ろしくて仕方がなく，数日から時には1〜2週間も誰にも会わずに家に引きこもらざるをえない状態となりました。そのため就職してもすぐに解雇されるといったことが何度も続いて，私と出会った頃には生活保護を受けて生活せざるをえない状態でした。

　その後，1年程さらにさまざまの抗てんかん薬を試しましたが全く発作は抑制されず，精神症状もおさまらないため，当時はまだ日本では軌道に乗り始めて間もなかったてんかんの外科手術を試みることになりました。手術のために検査で脳内に電極を留置して発作を観察したところ，恐怖感の前兆が出現するのに数秒先行して左側の扁桃核[*6]に発作放電が出現することが確認されました。発作放電が一定期間以上続くと恐怖感はほとんど毎回出現し，さらに前兆が1時間に数回以上群発しだすと，発作放電が出現していない時間帯にも，出現している時と区別ができない前兆体験を彼女は訴えるようになりました。

　左の扁桃核の一部と左海馬[*7]の前1/3を切除したところ，以降，

[*6] amygdala。側頭葉の内側にあり，海馬の前方にある大脳の組織。情動と深い関係がある。

発作は全く出現しなくなり，知人が偽者に感じられる発作群発後の精神病エピソードもなくなりました。彼女は今，ホテルのフロントで元気に働いています。

この事例で注目していただきたいのは，近くに自分を襲う何者かの存在をありありと感じるという独特の恐怖感が，その大部分は扁桃核のてんかん放電と確かに対応関係はあったが，感覚としては同質の恐怖感であるにもかかわらず脳波対応のない前兆も一部で存在していたことです。こうしたことは心と脳の並列関係においてはしばしば体験されることで，例外というよりはむしろ極めて一般的な出来事と考えてよいと思います。こうしたルーズな対応関係を許容する説明的二元論は，タイプ相同性と対比して，トークン相同性"token identity"と呼ばれています。トークン相同性においては，1つの事象が複数の道筋を通って成立する可能性"multiple realizability"が許容され，その対応関係は，水とH_2Oのような完全なものではなくてもよいことになります。心と脳の相応関係では，ほとんどの場合，その対応関係は漸近線的な接近に留まり，トークン相同性以上の対応関係になることはほとんどありません。この不十分な対応関係が脳と心の関係において特に目立つ理由の1つは，心の領域で起こっている私の体験が本質的には定量化や数量化，つまりは空間化に簡単にはなじまないということとも密接に関連しているように思われます。つまり，本人にはとりあえずは同じように体験されているのだけれども，扁桃核が放電していた時の恐怖感と脳波対応のない恐怖感が，本当に同じように体験されていたのかを本人以外には知るすべはありません。さらに言えば，扁桃核が放電している際にほぼ規則的に観測された恐怖感の1つひとつが同じものだと保障することは本人自体にもできません。このことは翻って，心身並行論に対するさらに本質的な反論であるクオリア問答と密接につながっています。

[*7] hippocampus。側頭葉てんかんの時に最も頻繁に発作起源となる。学習と深い関係があり，両側が障害されると新しい事柄を学習できなくなる健忘症候群が出現する。

私の体験の一期一会性とクオリア問答

　クオリア問答（column 6, →55頁）というのは，私たちが今ここで体験している体験そのものには，脳の出来事によって説明することができない質感が必須の構成要素として含まれているといった事柄として表現されてきました。たとえば後頭葉の一次視覚領野の放電と赤い渦巻き体験をもう一度例に取りましょう。この2つの現象の間に対応関係が証明できたとしても，目の前に見えるものを赤いと感じ，渦巻きと感じているのは本人だけであって，その人が私と同じように林檎や薔薇も赤いと言っているから，ここで赤いと表現されている体験もたぶん私が赤と感じているのと似たような感覚なのだろうと類推しているだけです。心身並行論から見た場合，クオリア問題の最も重要な論点は，たとえ神経回路網の電気的通電の1つひとつをチェックできるような極めて精密な機械が開発されて，赤い渦巻きが見える時にそれに対応する神経回路の興奮経路が完全に解明できたとしても，それが「赤」という体験として知覚されることとの間には断裂があるのではないかという疑念です。1974年に刊行された本で，トーマス・ナーゲル[*8]を有名にした「コウモリであるとはどのようなことか」という言葉は，主観的体験を客観的計測値に翻訳することのこうした困難を表現しています。

　しかし，そんな断裂を考えるのはやはり詭弁なのではないでしょうか。心にどんなことが起きたとしてもそれは基本的には神経回路網の興奮に反映されるはずですから，完全な神経回路網の興奮のチェック機構が存在した場合，「赤い」という知覚と神経回路網の興奮との間に何らかの実質的な隙間や余剰が介在しうる余地を可能性としてでも想定することは困難なのではないでしょうか。もちろん現実の状態では，私たちは「赤い」とい

[*8] Thomas Nagel (1937-　)。機能主義への厳しい反論で知られる。ニューヨーク大学哲学教授。

うような極めて粗い網の目でしか自らの体験をすくい取ることができないので，完全な相同性を確立することができないのは当然のことです。しかしもしも体験をそのまま過不足なく完全にすくい取れるような表象の網の目（神のような知覚）があったとして，それに加えて神経回路網の興奮を完全にモニターできるような装置（神のような装置）があったとしたら，それでも"multile realizability"が存在する余地はあるのでしょうか。スピノザはそういう余地はないと断定しています。そしてそれは確かにそうとしか考えることができないようにも思えます。

しかしここで再び話は振り出しへ戻ります。神の知覚を私たちが持っていて私たちの体験を余すことなく，欺かれることもなく把握したとしても，結局，純粋持続としての体験は，どれ1つをとっても同じではなく，すべての体験は一期一会的です。神経回路網の放電もその都度前と全く同じということはないでしょうから，ライプニッツの法則を満たすような脳の出来事と体験の間の完全な相同性は，一期一会的な体験がその都度異なる神経回路網の放電パターンに対応するという形でしか期待できそうにもありません。さらに言えば赤を赤，恐怖を恐怖として純粋持続を括り直すことなしには，おそらく私たちは世界を今のようには体験できず，世界は瞬間瞬間へと断片化してしまうでしょう。つまりは心身並行論が心の側と身体の側での相応関係を問題とするものである限り，少なくとも心の側で知覚可能になるということが，身体の側での厳密な相応を難しくするような契機を構造的に含んでいる可能性もあるということです。

column 6　感覚の最小単位としてのクオリアはあるか

　クオリアというのは，トマトの赤さ，薔薇の香りといった私たちの感覚に由来する独特の質感（主観的感覚）として説明されている。この質感とはどのようなものかについて，本邦のクオリア論考の第一人者である茂木健一郎氏が，コーラと間違えてミルクを飲んだ時の話をその具体例として興味深く例示している[1]。コーラと予測してミルクを飲んだ時のミルクの味の奇妙さが，ミルクの味がたとえコーラを飲んだ時にでも変わらない質感を持っていることの例証として挙げられている。

　少し考えてみたい。おそらくミルクをミルクだと同定した時の脳の状態と，コーラにチューニングされた脳がミルクを飲んだ時に実体化している脳の状態は異なっていると考えられる。ミルク脳がミルクを飲んだ時と，コーラ脳がミルクを飲んだ時が異なった状態にあるというのは，プライミングの実験（第12章）を考えていただければ説得力のある仮説であろう。確かにコーラ脳がミルクを飲んでも，数秒後にはそれはミルク脳になって，ミルクにチューニングされた脳の状態でミルクを味わうことができるようになるわけだが，ミルク脳がミルクを味わう時のミルクの味の質感とコーラ脳がミルクを味わった時の質感において変わらないものというのはいったい何なのだろうか。第6章で紹介する視覚失認の大工の棟梁（61頁）は，脳の障害のためにコーラ脳でミルクを飲む状態が永続的に持続しているのではないかとも考えられる。つまり茂木氏が挙げている例は，ミルク脳にチューニングされなければミルクは本当はミルクなのにミルクの味がしないということであり，ミルクがいつものミルクの味の質感を保つには，前もってミルクだとわかっていることが必要であることを示している例であると読めるのである。鬼教官のような小学校の先生に無理やり給食の時にミルクを飲まされていた人と，寒い冬の日に帰宅するとお母さんがあたたかいミルクをいつも用意してくれていた人とで，ミルクを飲もうとする時に脳が同じミルク脳にチューニングされているとは私には思えない。

　茂木氏は同じ本で，白に囲まれて生活しているカナダやアラスカのイヌイットは極めて多くの白を弁別することができるが，たとえば日本人ではそれよりもずっと少ない白しか弁別できない，つまりは言語によって世界の分節化に変化が生ずるという言語学からの有名な例に対して，反論を加えている。イヌイットと日本人で色彩判別テストをしたらそんなに大きな違いは生じないだろうという反論がそれである。詳細な色彩判別テストとしては，総計で85個の色つきキャップを順番に並べるマンセル100ヒューテスト，連続した色相の15個のチップを色が連続的に変化するように並べるパネル15などがあるが，そういった検査を行った場合，確か

にそれほど大きな成績の差異は 2 つの集団の間に見出されないかもしれない（ただ多数の被験者でテストを行った場合，2 つの集団の微妙な差異が有意差を持って判定される可能性はあるとは思うが，この際それには立ち入らない）。しかし，視覚失認の場合に明瞭になることは，極めて微細な色彩感覚の弁別を測定する 100 ヒューテストが完璧に近いほどできていても（つまりは弁別という点では完璧であっても），たとえば「この赤は赤のように見えるが本当の赤ではない」という違和感が生じることがあるということである。これは単にそういった実感の有無にとどまらず，たとえば塗り絵などをしてもらった場合に，苺の絵を紫で塗るといった間違いに結びつくことすらありうる。つまり弁別できるということと，赤の赤さという質感が生ずるということは基本的には異なったことであって，イヌイットと日本人が両者とも同様に繊細な白の弁別が知覚的にできたからといって，白の白さについて両者のクオリアが同じであるということとは別のことだと思われるのである。

　それがミルクだと思わなければ，ミルクの味はいつも同じミルクではなく，一期一会的に変動するのではないか。ミルクに安定していつも同じ感覚性クオリアが成立するためには，私たちの脳が前もってミルク脳になっていなければならないのではないか，つまり感覚の最小単位のように想定されている感覚性クオリアと志向性クオリアを区別することなどできないのではないか，それが私の疑問であり，茂木クオリアへの反論である。

文献
1) 茂木健一郎：クオリア入門—心が脳を感じるとき．筑摩書房，2006

機能主義

　もう 1 つクオリアの問題と並んで，心身並行論との関係で触れておかねばならないと思われる事柄として，機能主義 "functionalism" と意味の生成の問題があります。機能主義というのは，特定の機能や情報を担っているのが，シナプスの連鎖であっても，電気コードの配線であっても，あるいは二進法の数字であっても，それが同じ機能や情報を担う媒体であるなら，それらを等価だとみなすという立場です。心を神経回路網の演算と等

価なものと考えるシュピッツアーの立場は，機能主義であると言えます。意識や記憶をマジックボードをモデルとして説明した際のフロイトの立場も機能主義ですし，広い意味で図式を用いて脳や心の機能を説明する方法はすべて機能主義であるとも言えます。機能という点では，脳の外と内の区別も本質的ではありませんから，ルーリア[*9]やヴィゴツキー[*10]を代表とするロシア学派に端的にみられるように，道具を用いて補われる機能と脳内で賄われる機能も本質的には区別されないことになります。

　機能主義というのは，ソフトウェアに準えることができますから，心はその場合，大きくて複雑なルールブックだとも言えます。ジョン・サール[*11]は，中国語の小部屋という例え話を考案して，機能主義は意味の生成を説明できないと反論しています。ジョン・サールの小話はこうです。ここに，中国語の完璧なルールブックと中国語を全く知らない人がいて，外からは中が見えない小部屋に入っているとする。そして，パチンコ屋の景品交換所のようにして小窓から何らかの中国語を中に入れると，そのルールブックに従って中の人は返答を作成し，小窓から外へ回答を手渡す作業を行う。そうすると中にいる人は実際には全然中国語がわかっていないのに，小部屋の外からはあたかも中国語を理解できる中国人が中にいるかのように判断されてしまうといった小話です。

　この小話によって実際に想定され，反論されているのは，どんな計算でもできる「万能チューリングマシン」という現在のコンピュータの原型を考案したチューリング[*12]によるチューリングテストだと言われています。チューリングテストとは，たとえばネット上で誰かと対話をして，その対

[*9] Alexander Luria（1902-1977）。旧ソビエト連邦の神経心理学者。
[*10] Lev Semenovich Vygotsky（1896-1934）。旧ソビエト連邦の発達心理学・神経心理学者。ルーリアに大きな影響を与えた。
[*11] John Rogers Searle（1932-　）。カリフォルニア大学教授。人工知能批判で知られる。
[*12] Alan Mathison Turing（1912-1954）。計算機科学の父。インド生まれ。イギリスとインドを往復して幼少時を過ごす。第二次世界大戦でドイツ軍の暗号を解読するための器械を開発したことが後のチューリングマシンの原型となる。1952年に同性愛で保護観察処分となり，2年後に自殺。

話相手がコンピュータか人かを判別させるテストです。もしコンピュータが完全に人になりすますことができたとしたら，そのコンピュータは人と同じように考えることができると証明できたことになるというのがチューリングテストの主張です。中国語の小部屋の小話は，このチューリングテストに対してはよい反論になっているように思えます。

しかし，この反論は現実に立ち戻ると腑に落ちないところもあります。それは，ルールブックを使いこなすことと意味の理解は現実には不可分であって，完璧にルールブックを使って中国語を母国語とする人と区別がつかないような文章が作れるのに，全く中国語を知らないなどということが実際には想像しがたいからです。

局在機能の総和を超えた心はあるのか

第1章で紹介したリヒトハイムの失語図式（6頁）では，文章の復唱はできるのに（つまり言葉を入力して，しかもそれを再生することができるのに），言葉の理解ができない超皮質性感覚失語という病態が記載されています。そしてこの現象を説明するために，リヒトハイムはその機能図式にB点 "Begriff＝概念" という結節点を導入したこともすでに触れました。このリヒトハイムのB点は音素形成装置としてのM点や音素読み取り装置としてのA点とは異なった次元に置かれていること，アンリ・エイ的に表現すれば，この2つの異なった次元の障害は，均一性解体と局所性解体という術語で表現できるのではないかといったことがその内容でした。統合された全体は要素の総和ではなく，全体を構成する諸要素によっては説明できない新たな質を獲得するという考えは，生物の成り立ちを考える基本原則の1つで，より下部の構造によってより上部の構造が完全には説明できないというこの基本原則は，「最基底還元主義の放棄」と表現されています。この場合，下部構造を構成する諸要素と上部構造としての全体の間には，当然質的な断裂があるはずです。諸要素が統合されて1つの全体となることで新たな質 "emergent property" が生ずるというこうした

表 5-1　心身相関のさまざまの図式

Ⅰ．実体的二元論（因果関係）
Ⅱ．説明的二元論（相同関係）
　A）タイプ相同説 "type identity theory"
　　multiple realizability
　B）トークン相同説 "token identity theory"
　　qualia（Nagel T）／expnanatory gap（Chalmers D ; Levin J）
Ⅲ．機能主義
　　Chinese room problem（Searle J）／Marie's room（Jackson F）／Inverted spectrum problem
Ⅳ．階層論・システム論（Emergent properties の生成）

＊斜体はそれぞれの説に対する主要な反論．

表 5-2　心身相関のさまざまの図式と本書での具体例

Ⅰ．実体的二元論（因果関係）：なし
Ⅱ．説明的二元論（相同関係）
　A）タイプ相同説（完全相同）：なし
　B）トークン相同説（不完全相同）：不安発作 "ictal fear" と扁桃核の放電
Ⅲ．機能主義：脳を PC に準える（脳の学習を計算式でシミュレーションする）
Ⅳ．階層論（emergent properties の生成）：ゲシュタルトクライス，意識のデネット・ジャクソンモデル

考えは，心身相関論の重要な主張の1つでもあります．つまり，身体は精神の下部構造であって，局在的な大脳の諸機能が統合されて1つの単位として機能することによって，無機物から有機体が生ずるように新たな質が生ずるという考えです．

　心が脳の上部構造だと考えた場合，アンリ・エイに言及した時に問題にした問い，局在機能の総和を超えた心は存在するのか，もし存在するとしたらどのようにそれは生じ，そこで個々の局在機能には還元できないものとして生じた新たな質とは何なのかという問いが必然的に浮上してきます．しかし，こうした枠組みで考えた場合の心身問題にはもう1つ重要な問いが加わります．上部構造である心が，下部構造である体（脳）を変化させるということがありうるかという問いです．もし上部構造が下部構造

を変化させるということがありうるとすると上部と下部という階層の位置関係が大きく混乱してしまうからです．いずれにしても，ここで生ずる「新たな質」とは具体的にはどのようなものなのかが検討されなければなりません．「新たな質」の候補としてこの本で私が考えようとしているのは，意識と意味の生成です．以下の章ではそれを考えていきたいと思います．

　表 5-1 に脳との関連からみた心身相関論の議論の枠組みを整理し，**表 5-2** に本書で取り上げたその具体例を提示してあります．

文献
1) Kanemoto K : Periictal Capgras syndrome following clustered ictal fear. Epilepsia 38 : 847-850, 1997

第6章
連合型視覚失認の事例
名づけられることの前と後

　この章に登場していただくのは，私が研修医の時に出会った61歳の大工の棟梁です[1]。

　紹介する男性は，腕のよい大工の棟梁でした。ところがある冬の朝，起きた時に足がふらついて舌ももつれるのに気づき，それでも約束していた建てかけの家の現場に向かったのですが途中で道に迷ってしまいました。様子がおかしいと連れて行かれた病院の受付で自分では受診の手続きができずに困惑してしまうといった状態であったため，CTを撮ったところ，左後頭葉・側頭葉内側に脳梗塞の病巣が発見されました。
　私たちが診察した時には発症後半年が経っていました。男性は，大工の棟梁らしく若干愛想のない第一印象ではありましたが，昔かたぎの礼儀正しい方で，世間話をしている間はこれといった違和感は感知できませんでした。知能検査では，WAIS[*1]で言語性IQは94あり，言葉には不自由な感じはありませんし，ちょっとした大工仕事はできるなど道具の使用にも目立った問題はありませんでした。それから，「扉を開ける時に使い，穴に入れて回すと扉が開く金属でできた道具

[*1] ウェクスラー成人知能検査（Wechsler Adult Intelligence Scale）の略称。16歳以上の成人用に標準化された，知能（IQ）を測るための一般的な検査。

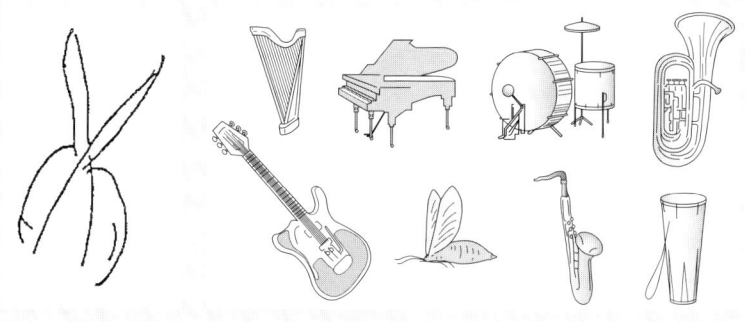

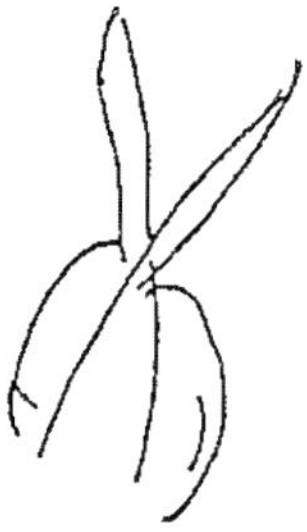

図6-1　棟梁の描いたはさみのスケッチ

図6-2　仲間はずれテスト

は何か」といったなぞなぞ風の問いには即座に「鍵」と答えることができるなど，言葉の概念的な把握にも混乱は認められませんでした。

　この棟梁の問題は，目で見て物の名前を言うことができないことにほとんど限定されていました。図形や物品を見せるとその模写はうまくできるのに，はさみ，鍵，眼鏡，靴など日常的に使用される物品のほとんどを目で見て呼称することができません。この時に書いてもらったはさみの絵を図示してあります（**図6-1**）。これははさみだろうと模写からでも私たちはわかりますが，模写をした本人はこれが何かがわかりませんでした。対照的に，同じ物でも手で触れるか，音を立ててパチパチすると即座にそれが何かを理解して呼称することができました。楽器の中に蝶の絵を混ぜて仲間はずれはどれかを選ぶ課題（**図6-2**）では，出会った初期には正解を選べませんでしたが，次第にこうした仲間はずれテストはできるようになっていきました。

　この時点で私たちは次のような課題を棟梁にお願いしてみました。「注射器」「医者」「包丁」「まな板」「ボール」「野球選手」の6枚の絵を提示し，これを3つのグループに分けるようにという課題がそれです。この課題に対して棟梁はグループ分けには成功したにもかかわらず，1つひとつの図版を呼称する段になって，注射器を「子ども」，医者を「ボール」と言い，他の4枚に関しては呼称も内容の叙述も行う

ことができませんでした。引き続いて，同じような課題をいくつか連続して行いましたが，呼称が成功した課題ではグループ分けはそれ以降，毎回安定して正解に到達したのに対して，呼称ができなかった課題においてはグループ分けの成否は不安定で，何度か繰り返すと前回できていたグループ分けが次回はできなくなったり，前回できなかったグループ分けが次にはできたりするのが観察されました。

　呼称が可能であった物品に対しても，その対象がまさに間違いなくその対象であることについての独特の違和感がしばしば表現されました。たとえば，何の変哲もない一足の靴の絵を見て，棟梁は，「強いて言うならば靴ですが，田舎の靴で普通では使わない靴ですから，ちょっと靴というには無理がありますね」とコメントしていました。さらに尋ねられても，棟梁は，彼が「田舎の靴」と表現し，「普通の靴」とは違うと断定する呈示された靴と，棟梁にとっての本来の正しい靴とがどう違うのかはっきりと答えることはできず，また，彼が指摘した「靴というにはちょっと無理な田舎の靴」の特徴は「後ろに穴が開いていて，前には紐がついている」といった説明であって，何故その特徴を示す対象が「靴」と呼ばれてはならないのかを私たちに納得させることはできませんでした。

私が上級医に命じられてこの初老の男性の受け持ちになったのは，もう四半世紀も前のことになります。しかし，この男性が，何の変哲もない一足の靴を目の前にして「これは靴のように見えるがどうしても靴とは思えない」と言い出した時の強い印象を今でも忘れることができません。男性のこの発言は，彼が知覚的に目の前の靴の形を把握しており，さらに言葉としてはこれに対して「クツ」という音を当てることができたにもかかわらず，つまり靴を靴と呼ぶために必要な認知と音素の生成のいずれの能力も損なわれておらず，おおよそのところこれが「靴のようなもの」であることはわかっていたにもかかわらず，目の前にある「靴のようなもの」を靴だと言い切ってしまうことへの強い躊躇いを表現していました。私は自

分がこの男性の発言のどこにそれほど衝撃を受けたのかを当時うまく理解できず，自分の驚きを表現しようとして行った事例報告の最中に立ち往生して失笑を買ってしまった[*2]のを若干の外傷体験として今でも覚えています。しかし，今考えるならあの時のあの謎めいた感じは，通常は意味に覆われて隠されている一期一会的な「靴のようなもの」が，特殊なこの脳損傷によって表に出てきたことで，すべての「靴」が過不足なくいつも同じ「靴」だと確信を持って名指されてしまうということが，実は一種の逆説なのだと感じた衝撃であったのだと説明することができます。

連合型視覚失認・ゲシュビントの離断仮説・言語名称目録観

　目の前に提示された視覚対象の模写が可能なほど形態そのものは認識できているにもかかわらず，それが何かがわからないこうした状態は，連合型視覚失認[*3]と名づけられています。失認という病態は，「意味を奪われた知覚 "percept stripped of its meaning"」とも呼ばれており，要素的運動＝感覚障害にも，一般的精神症状にも還元されないという二重の否定によって定義されます。要素的感覚障害でないという第一の否定は，老眼や近眼，あるいは白内障や視野欠損など，単に見えないということとは違うということ，一般的精神症状でないという第二の否定は，認知症などで対象の概念そのものが失われている病態とは異なっているということです。第1章の診断水準（**図 1-2**）の考えがこの理解にはよく当てはまります。

　本章で提示した棟梁の事例では，何種類かの楽器の図版に蝶の図版を混

[*2] 故大橋博司先生が，その日の夜にあった忘年会で意気消沈している私に「君がああいう発表をしたのは私のせいでもある」と言ってくださったのを記憶している。

[*3] 視覚失認には，対象の形態把握そのものに問題がある知覚型視覚失認，提示した事例のように形態把握そのものには問題はないが意味が把握できなくなる連合型視覚失認，形態的な意味は視覚的に把握できるが，それに対する呼称ができなくなる視覚失語の3つの段階がある。視覚失語はゲシュビントの離断症候群で説明されることが多いが，本文で解説しているように必ずしもその解釈も万能ではない。

ぜてそこから仲間でないもの（すなわち蝶の図版）を選び出すことに成功しながら，それぞれの図版を蝶とかピアノとかラッパとかいったように呼称することはできませんでした。こうした事態を説明する仮説として最もよく知られている考えが，古典的な連合心理学の復刻版とも言えるゲシュビント[*4]の離断仮説[2)]です。これはさまざまの高次大脳機能障害を，機能中枢と機能中枢の間の接続線維の断裂の結果として説明するもので，明快でわかりやすく，かつ，特に左右の大脳半球を接続する脳梁[*5]線維の切断例に関しては，相当に複雑な症状をよく説明することができるため復権して広く受け入れられるようになりました。このゲシュビントの離断仮説の限界を考えるうえで，この仮説が典型的な言語名称目録観[*6]に基づいているという点は重要です。言語名称目録観というのは，言葉は実際に認知されたものに付けられる単なるラベルに過ぎないという考えです。ここで紹介した視覚失認を例に取れば，まずは視覚対象はそれ自体として独立して後頭葉で認知され，この認知され終わった対象に対して優位半球のシルヴィウス溝周辺にある言語中枢がその対象に当てはまる名前を貼り付けるという考え方です。しかし，この考え方に従うと，対象の認知が呼称の前後で変化する可能性はあらかじめ排除されています。ゲシュビントの離断仮説においては，たとえば，林檎は名前をつけられる前から見た時にはもう林檎だとわかっていて，ただそれに対して，「リンゴ」という音を当てはめることができるかどうかだけが問題となっているわけです。第 16 章

[*4] Norman Geshwind (1926-1984)。アメリカ人の神経心理学者。高次大脳機能の説明について，脳解剖学が中心的な役割を果たさねばならないという考えから，リヒトハイムの図式に代表される古典的連合心理学説を現代的な形で復活させた。

[*5] corpus callosum。左右の大脳半球を接続する白質線維。レノックス症候群など転倒・受傷を伴うてんかんの場合にこの脳梁線維を切断することで発作波が全般化することを防ぎ，転倒・受傷を防止できることがある。

[*6] 名づけられる前からあらかじめ対象はそうした形で存在していて，その対象に対してあたかもラベルが貼られるかのように，言葉が当てはめられるという考え。ソシュール言語学で，対象が名づけられる時に初めて対象もそのようなものとして環界から切り出されるという考えがよく知られるようになるにつれてこうした考えを単純に支持する人は少なくなった。

で，フロイトの失語症論解題を通して，この離断仮説のルーツとなるマイネルトの記憶論と対峙することにしますが，局在論のもう1つの基本的方法論であるトイバー[*7]の二重解離の問題性についても，column 7 で触れておきました。

本章で提示した目の前にある靴が靴であることへの名状（めいじょう）しがたい違和感や，名指される前の「〜のようなもの」への認知が名指された後の認知と比較して不安定で一期一会的な性格を示したことなどは，離断仮説やその基盤にある言語名称目録観では説明がつかない名指されることによる対象認知の変化を示しています。つまりこの事例は，名指されることによって，対象がそれまでは存在していなかった新たな質を獲得していることの例証だと当時私は感じたのだと思います。

通常，私たちの世界は遍（あまね）く意味によって覆われており，意味が覆っていない隙間を覗き見る機会は例外的です。ところが脳の機能が損傷を被ると，あたかもそれ以外に可能性がないかのように思い込んでいた私たちが現に体験している世界の様相にそれ以外の可能性がありうることが現実としてあらわになることがあります。この章で提示した視覚失認の男性の体験も，意味に覆われた世界が疾病によって変質することで，稠密（ちゅうみつ）に意味で覆われた私たちが現に暮らしている世界を逆照射し，私たちにとって意味とはどんな体験なのかを明らかにする手がかりを与えてくれるのではないかと私は感じたのです。

column 7　トイバーの二重解離

二重解離の原則というのは，1955年にトイバーによって提唱された神経心理学が成立するための基本理念の1つである[1]。神経心理学とは，脳の病巣と脳損傷後に生ずる症状との関連の観察を通して，脳の局在的な機能を理解することを目的とした学問体系である。fMRI などの新たな画像検査を駆使して，脳損傷のない被験者を含めて研究対象とする昨今の認知

[*7] Hans-Lukas Teuber (1916-1977)。アメリカ人の神経心理学者。マサチューセッツ工科大学で領域横断的な脳科学のセンターを設立した。

心理学の基本的な枠組みは，先行する神経心理学によって形成されたものである。したがって，トイバーの二重解離の法則は，認知心理学の脳研究の基本的な原理でもある。

このトイバーの二重解離を考えるうえで，鶴子さんと亀雄さんという2人の脳損傷を被った人たちを仮想してみたい。鶴子さんに検査をしたところ，「田舎から大きな荷物が届きました」という比較的複雑な文章も検者の後に続いてすらすらと難なく復唱できた。ところが鶴子さんは，「はさみを私に渡して，糊は机の上に置いたままにしておいてください」というごく簡単な検者の依頼もうまく実行することができなかった。今度は亀雄さんに同じ検査をしたところ，「今日はよい天気です」という簡単な文章を後に続いて復唱してもらおうとしても，「キョウハ，ヨン，ヨン，ヨス，ヨイ，ヨイテンキシ，テンキデス」といった具合になって余分な遠回りをしないとリピートすることができなかった。ところが今度は3枚の紙を手渡して，「小さい紙は私に，中くらいの紙は机の上に，大きな紙は自分で持っていてください」とさっきよりもかなり複雑な依頼をしたが，それは難なく実行することができた。こうした例が観察された場合，言語の理解（命令を聞いて理解し実行する）と復唱（聞いたことを反復する）という2つの高次大脳機能が，それぞれ独立して障害されうることがあることが証明されたと考え，したがって，言語理解と復唱は異なった大脳の部分に局在していると仮定するのが，トイバーの二重解離の原則である。

引き続いて行ったMRI検査で，亀雄さんには，左側の縁上回に損傷があることが，鶴子さんには左側の内頸動脈の血行不全が発見され，後頭葉と側頭葉の境目辺りに梗塞巣があることが判明した。短絡的ではあるが，この場合，復唱の責任病巣は左側の縁上回ではないかという主張がなされる。

二重解離が，局在化しうる心の機能を取り出す道具として有用かどうかについて，興味深いことに，その提唱者のトイバー自身は必ずしも楽観的ではなかったことが知られている。シャリスという神経心理学者が二重解離に含まれる2つの循環論法を指摘している。その1つが純粋例の必要性，もう1つは先験的モジュール性と呼ばれている議論であるが，いずれもあらかじめ特定の機能が脳の特定の部位に局在可能であるという十分な見通しが前もって存在しないと，二重解離の原則の適用は困難であることと関連している。

純粋例というのは，特定の機能だけが限定されて障害され，他の機能は正常に保たれている症例のことである。本文の第6章で提示した大工の棟梁のケースでも，もし手で触っても物の名前が言えず，なぞなぞで尋ねても道具の名前が言えなかったとしたら，また見ても名前が言えず何かは

わからないのに，模写そのものはうまくできるといった障害されている機能以外は問題なく作動していることの確認がなかったなら，どんな心理機能が障害されているかについて新たな知識を得ることはほとんどできなかったであろう。つまり障害されている機能を除いては機能は障害されていないことを明示しておくことが純粋例であることの条件ということになる。しかし，たとえば，私たちが使用した仲間はずれテストをしなければ，視覚的にカテゴリー分けはできるのに視覚的な命名はできない人がいること（つまり視覚失語と連合型視覚失認の区別）は見出されないで終わることになる。また，上記の亀雄さんが伝導失語と呼ばれる症例であるとした場合，復唱ができないということを本質として捉えるか，音素の生成障害による音素性錯語が言語理解の障害を伴わずに出現することを本質と考えるかで当然「純粋例」の捉え方も異なってくる。つまり，二重解離とは，あらかじめ検者が見ようとしたものを見ているだけなのではないのかというのがこの反論で，すでにヘッドという神経心理学者が1926年にこうした議論を展開してリヒトハイムを批判している。

　先験的モジュール性というのも同じような議論であるが，個々の機能が予め相互に独立していて，分離可能なものでなければ，二重解離による脳の破壊の結果から特定の機能を抽出することはできないという当然の前提を取り上げた反論である。鶴子さんの例はその端的な具体例であるが，二重解離の原則で「言語理解」（＝概念）が独立した機能として分離され，その責任病巣が，側頭・後頭部移行領域であると考えるとしたら，側頭・後頭部移行領域が「言語理解」の中枢，あるいはリヒトハイムのB点（概念中枢，図1-1）と結論されることになるはずである。しかし実際は言語理解という機能は極めて複雑でさまざまな別の形でも障害されることは専門家であれば誰もが知っていて，リヒトハイムその人がB点について「解剖学的にどこだとは言えない」という但し書きを書いている。十分な経験を積んだ神経心理学者たちは，局在化できそうな高次大脳機能とできそうにない高次大脳機能についてよく勘が働き，先験的モジュール性に欠けた機能にまで二重解離の原則を適用して実際には局在化できない機能をも，見かけ上，局在化させてしまうことの危険性を昔からよく知っていたと思われる。つまり，二重解離の原則とは，本来，局在化しうる機能だけを局在化することができると主張しているのであって，二重解離の原則によって局在化された機能が本当に局在化してよい機能かどうかを保証するものではない。

　局在化可能な機能かどうか，すなわち，先験的モジュール性がある機能かどうかによる縛りがなくなった昨今の認知心理学においては，本来，局

在化しえない機能を二重解離の原則の無定見な適用によって力技で局在化してしまう危険性は，神経心理学と呼ばれていた時期と比べて格段に増していると考えるべきであろう。

文献

1) Hans-Lukas Teuber : Physiological psychology. Annual Review of Psychology 6 : 267-296, 1955

ヘレン・ケラーの"w-a-t-e-r"は，世界を組み替える

　意味というものがもたらす世界の根本的な変容をイメージするために，もう1つヘレン・ケラーが最初に言葉を獲得した時の特異な体験を挙げておきます。ヘレン・ケラーの自伝[3]から該当部分を抜書きします。

　ある日，私が新しいお人形で遊んでいますと，サリバン先生がつづれ布で作った大きいお人形を私の膝の上において，「にーんーぎーよーう」とつづりながら2つとも同じ名であることを，私にわからせようとなさいました。その日はすでに私たちは「湯のみ」と「水」とで，大変苦しんだ後でありました。サリバン先生は"m-u-g"が湯のみで，"w-a-t-e-r"が水であることを，はっきり教えるために，苦しまれたのですが，私はいつまでたっても2つを混同しました。‥‥(中略)‥‥私は繰り返しの試みに癇癪を起こして，新しいお人形を手にとるなり，床にたたきつけました。そして私は砕けたお人形の破片を足先に感じながら痛快に思ったのです‥‥(中略)‥‥ふたりは井戸小屋をおおっているスイカズラの甘い香りにひかれて，庭の小径を下って行きました。だれかが水を汲み上げていましたので，先生は樋口の下へ私の手をおいて，冷たい水が私の片手の上を勢いよく流れている間に，別の手に初めはゆっくりと，次には迅速に「水」という語がつづられました。私は身動きもせず立ったままで，全身の注意を先生の指の運動にそそいでいました。ところが突然私は，何かしら忘れていたものを思い出すような，あるいはよみがえってこようとする思想のおののきといった一種の神秘的な自覚を感じました。この時初めて私は"w-a-t-e-r"はいま自分の片手の上を流れているふしぎな冷たい物の名であることを知りました。この生きた一言が，私の魂をめざまし，それに光と希望を喜びを与え，私の魂を解放することとなったのです。

この手記には，水が"water"という名を獲得した時，単に1つの対象である水についての知識を獲得したのではなく，心の全体がシステム変換を被ったような根本的な体制の変革が生じたように記載がなされています。水が初めて"water"と名づけられる以前にも，ヘレン・ケラーは明らかにサリバン先生との間で情動的な交流を持ち，しつけという形で一定の社会的なルールも理解しており，さらにはいくつかの単語の文字情報すら理解できるようになっていたことが手記からもわかります。ヘレン・ケラーにはすでに，眼前にある対象がおおよそどんなものかは理解できていましたし，また，記載から判断する限り，その対象を表現する音素そのものを触知する力もすでに備わっていました。しかし，水が"water"と名づけられる以前のヘレン・ケラーの状態は，ちょうど視覚失認の男性が眼前の靴を靴と言い切れない特異な違和感を訴えていた時の状態と似て，世界の中で出会うさまざまの水が「水のようなもの」として一期一会的に出会われていたものと考えられます。その限りにおいては，ヘレン・ケラーの状態は，よく訓練を受けたチンパンジーと本質的には違わなかったのではないかというのは極論でしょうか。ジョン・サールが中国人の小部屋の小話で例示しようとしていたのは，まさにこうした訓練された動物の状態で，チンパンジーは訓練をすると相当数の対象に対してかなりの確率で単語の音をマッチングできるようになるそうですが，意味体験というものがおそらくそこでは欠如しているのです。

　"Water"がヘレン・ケラーを横断する以前には，水はさらさらとした手触りであったり，下着が濡れた時の気持ちの悪い感覚であったり，その都度，さまざまの様態で，一期一会的に体験されていたそれぞれの水であったと考えられます。そうしたさまざまの水のようなものを横断して，"water"という意味が成立した時に，名づけられる対象の側において同じものが同じであるという，動物の知覚においては基本的にはない性質が付与されたのと引き換えに，名づける側においても根本的な変化が生じることをヘレン・ケラーの体験は示しているのではないか。ここで生じたシステム変換の本質とは，視覚や触覚，嗅覚や聴覚などさまざまの感覚印象を

横断し,さらには昨日と今日といった時間的な相違や,あるいは自宅で出会ったか病院で出会ったかといった空間的相違を横断して,同じものが同じであると括り直す構えの発生ではないか,そしていったん獲得されたこの構えはシステム全体に感染してシステムの変性を引き起こし,たとえば失語症になって言葉を道具として使用する能力が喪失しても強固に保たれるのではないか,これこそが前章で問題にした「新たな質」なのではないか。このことについてさらに考えてみたいと思います。

文献

1) 兼本浩祐,濱中淑彦,大橋博司:連合型視覚失認を示した脳梗塞の1例.神経心理学 2:144-151,1986
2) Geschwind N : Disconnection syndromes in animals and man'. Brain 88 : 237-294, 585-644, 1965
3) ヘレン・ケラー/岩崎武夫(訳):わたしの生涯.pp30-31,角川書店,1966

第7章
同じものが同じであることの奇跡

　私たちは同じものは同じだということをごく当たり前に考えて暮らしています。しかしたとえば子どもや動物を観察していると，その考えは少しずつ揺らいできます。ツバメの雛が巣から一度落ちてしまうと，同じ雛を元の巣に戻しても親鳥はもうそれを自分の子どもとは認識できずにもう一度巣から追い出したりするのもその一例です。つまり，自分の子どものように最大の愛着の対象になるものであっても，巣から落ちる前の雛と巣から落ちた後の雛が全く別の対象として認識されてしまうといった事態は野生の動物の場合には必ずしも稀ではありません。

2つの世界の邂逅としての指さし

　長男が生まれた後に，大きな感動を持って筆者が読んだ本に，『ことばの前のことば—ことばが生まれるすじみち[1]』という児童心理学者やまだようこの本がありました。やまだが幼児を調査する際に取った手法は，一症例から出発する精神分析的手法とも症例を数へと置き換えて押しなべてしまう統計的手法とも異なる半具象という多症例研究から出発する手法です。やまだはこの半具象という方法論を用いて，1つひとつの対象の顔が失われない形で症例を集積し，その中での法則性を探り当てようとするやり方で子どもを観察しています。

　子どもはハイハイができるようになると興味を持った対象のもとへと

行ってそれを取ろうとするようになります。しばらくすると子どもは、道具を使うことを覚え、身体世界は自分の本来の体から外へと拡張します。たとえば私の長男は生後14か月の時には、ストローをジュースの紙箱に突っ込んで中身を吸うことができるようになりました。すなわち、彼は「みる-とる」という自分の身体の内部で完結した段階から、道具という体外の媒介物を介して目的を達する段階へと生後14か月の時点では進んでいて、たぶん、棒を使ってバナナを取ることができるチンパンジーと同程度の物とのかかわり方を獲得していたのだと思います。こうした物とのかかわりの洗練と発展の延長線上に表象の発生の基盤を考える人たちがいます。発達心理学の始祖ともいえるピアジェ[*1]は、発達心理学を科学との接続性を考えたうえでこうした思考の流れの上に構築しています。やまだはワロン[*2]と同じように、この考えに異議を唱えます。

やまだは世界には2つの根本的に異なった関係性があると考えました。その1つは物との関係で「みる-とる」の関係、もう1つは人との関係で「みる-うたう」の関係と表現されています。やまだは「みる-とる」の関係に先行して、実は「みる-うたう」の関係があることを強調します。自分でハイハイもできず、物をつかむこともできない生後4か月までの時期に、新生児はエントレインメント"entrainment"と呼ばれる人の話しかけに同期したダンスのような動きをしたり、何よりも人の顔に対して鋭敏な注意を向け、顔に対しては微笑みによって応答することをやまだは指摘しています。生後2か月には明らかに社会的対象と非社会的対象が区別され、社会的対象に対して発声し微笑み、それによって相手の関心を引き付けて相互交渉が循環するように仕向けていることも観察されています。他

[*1] Jean Piaget (1896-1980)。スイス人の発達心理学者。自らの身体の感覚と運動によって対象とかかわりあう感覚運動期（乳児）から、前操作期（幼児）、具体的操作期（学童期）、形式的操作期（思春期以降）と対象を段階的に抽象的・形式的に取り扱えるようになる発達段階を考えた。

[*2] Henri Wallon (1879-1962)。人間の発達を、身体的な感覚運動機能の延長線上で捉えるのではなく、共同体の歴史との交差において捉えようとした。1950年代のピアジェとの間で行われた論争は有名。

方で,「みる-とる」においては,少なくともピアジェが感覚運動期と呼んでいる初期の発達段階では,物を「みること」はそのまま物を「とること」であって,感覚と運動は間断なく一括りの単位として機能しています。そして,生後9か月頃の「うたう」と「とる」の世界の衝撃的な出会いが,明晰で曇りのない「みる-とる」の世界に決定的な変化を生む様子をやまだは素描します。

「とる」で表される物の世界と,「うたう」で表される人の世界の出会いの最も端的な現れとしてやまだは「指さし」を挙げています。私の長男が盛んに指さしをして,それに私が気づいたのは生後11か月頃になってからでした。それは欲しいものを指さしして取って欲しいという場合が多く,私は指さしが「とる」ことと分かちがたく結びついていて,指さしは物を「とる」ための道具として魔法の杖のように人を使役する手段なのだと受け取っていました。しかしやまだは私が観察したような指さしの使用法は一次的なものではなく,それに先行して全く異なったニュアンスを持つ最初の指さしが出現している様子を極めて美しい筆致で描いています。次の一節は生後9か月の時のやまだの長男ゆう君の様子を『ことばの前のことば』から引用したものです。

「ゆうは母に抱かれて,二階の居間から階下へ行くため階段を降りていた。階段の踊り場の二,三段上のところで,母に抱かれた姿勢のまま,人差し指を突き出して・・・大きな声でアーっと言った。・・・・ゆうの視線の方向をみると,踊り場においてある本棚の上の壁の一部が,北の窓から射し込んだ夕日で,赤く輝く光の四角形を形づくっていた」

とても丁寧で粘り強い観察を通して,やまだはこの指さしが物を取って欲しい時の要求のために手を伸ばす動作とは全く異なっていて,やや遠くにあるものを見て,驚き,感動したことを,並んでそれを見ている人に指し示すためのものであることを例証しました。そしてこれを,特別に「驚き・定位・再認」の指さしと名づけています。ゆう君は何度か最初の指さしとしてこの美しい夕日の差し込みを指さしていて,それは切羽詰まって何かを求めているのではなくて,基本的には機嫌がよく余裕のある時に出

現するのが観察されています。やまだはこれを，「《乳児》─《指と指によって指し示されるもの（X）》─《他者》」の三項関係の成立という言葉で表現しています。

言葉へと開かれた『ことばの前のことば』

　私の長男は生後13か月頃にタクシーが通ると手を挙げる動作を必ずするようになりましたが，自家用車を持っていない私たちの家族がしばしばタクシーを止めるのを見て真似したのだと思います。しかし彼はすぐにバスが通っても，トラックが通っても手を挙げるようになり，この動作は必ずしも車を止める場合に限らず乗り物一般とかなり広範に結びつくようになりました。また食べ物については熱い物をフーフー吹いて食べさせたのを真似して，熱い物でもそうでない物でも同じようにすべての食べ物に対してフーフーするようになりました。ここで出現した第三項としてのジェスチャーは，明らかに「食べ物」や「乗り物」を象徴していて，しかもそれを他者と共有しています。こうしたジェスチャーが，乗り物や食べ物を「とって」欲しいという要求の延長線上にはないことも明らかです。やまだは，音声でなく，こうした指さしやジェスチャーといった身体動作が最初の「みる−とる」の世界と「みる−うたう」の世界の媒介項となる理由について，音声は再初期の発達段階ではあまりにも「みる−うたう」の世界に絡め取られてしまっていて，「みる−うたう」の世界を「みる−とる」の世界が持っている現実原則で切り取るための道具としては適していないのではないかという説を述べています（column 8）。

　私の長男は子供煎餅という麩菓子が好きで，子供煎餅を見つけるとそれが手に入るまで「あ〜あ〜」と声を出してそちらへ行こうとし，手に取れないと最後は大声で泣き続けました。しかしおもしろいことに子供煎餅を座布団の下に隠して見えなくすると，1〜2分は探していますが，すぐに諦めてしまい，子供煎餅のことは忘れてしまうようでした。つまり目の前からなくなる時に子供煎餅は彼にとってはなくなってしまうように，私に

は見えました。見えなくなっても引き続き子供煎餅が存在するという非在の現前は，生後13か月のこの時点ではまだ成立していなかったと考えられます。しかし，物がなくなったり出てきたりすることへの強い興味はあり，生後12か月の誕生日を境にして，化粧品を化粧品箱の中に入れては出し，また出しては入れる「物の出し入れ」や，「ボールのやりとり」など，いわゆる逆転のルール[*3]は身につけていました。そして，生後14か月目に実際にはない食べ物をコップから出して母親に食べさせる真似をしたちょうど2週間後に，初めての言葉「マンママンマ」が出るのが観察され，そう言いながら，架空の食べ物を食べる真似をしてそれを母親にも食べさせようとしたのです。

column 8　ミラー・ニューロンと言語的構えの起源

　ミラー・ニューロン（物まねニューロン）とは，たとえば自分が果物を手に取る時に駆動されるのと同じ脳部位が，対面している他者（ないしは他の動物）が果物を手に取っても駆動される現象を言う。原始的なものでは，一羽の水鳥が物音に驚いて飛び立つと，一斉に他の水鳥も飛び立つ現象などもこのニューロンの働きなのではないかと言われている。こうした物まねニューロンの存在は，1996年にイタリアのパルマ大学のジャコーモ・リッツォラッティ（Giacomo Rizzolatti）らのグループによって発見されたものであるが，その発見の経緯はいかにもイタリアらしい偶然によっている。彼らは手の運動，たとえば何かを掴んだり操作したりする行動に特化した神経細胞を研究するために，カニクイザルの下前頭皮質に電極を設置して長期間実験を続けていた。ところが，実験の途中でカニクイザルが何も手で掴んでいない時にも電気的な興奮が記録されるということが度重なった。よく観察すると，実はカニクイザルの下前頭皮質の興奮は，彼らの実験を手伝っていた学生がイタリアン・ジェラートを持ち込んで食べているのに対して反応していたことが判明したのである。ジェラートを片手に実験の手伝いをするのが許されないような雰囲気の実験室で

[*3] reversal rule。往復運動が，行くと来る，出すと入れるといった別々の運動ではなく，一対になること。小児の遊びの最初の構造はこうした繰り返し運動からなる。これは，在と不在の交錯，非在の現前へと連なっていく。フロイトの"Fort-Da"（第14章，[*1]）を参照。

は，こんな発見はなかったはずである。その後の追試によって，自身の手の動きと観察した手の動きの両方で同一の電気的興奮が記録されること，下前頭回と上頭頂葉のほぼ10％にこうした物まねニューロンが存在していることなどが確認された。

この物まねニューロンの存在がにわかに脚光を浴びたのは，このニューロンの働きが，他人への感情移入の脳における基盤なのではないかと考えられたからである。自閉症やアスペルガー症候群における他人への共感性の問題をこのニューロンの機能不全によって説明しようとする試みや，現象学における他者精神の直感の生物的基盤をこのニューロンと関連づけようとする議論など，多岐にわたる発想へとこの物まねニューロンの発見は展開していった。

言葉の起源についての，ヴィラヤヌル・S・ラマチャンドラン (Vilayanur S. Ramachandran) の議論もこうした一連の連想の1つと言える。観察された他者の動作が同型の自らの脳内における電気的興奮にコピーされることで，他者の動作の直接体験がある意味で可能になるとすれば，「みる-うたう」の世界を媒介するには確かに都合がよさそうにも思える。物まねニューロンがふんだんに発見される下前頭回が，運動性の言語領域であるブローカ領野であることも，ジェスチャーで導入された他者との共通表象が言語へと展開していくのにふさわしい場所のようにも思える。脳ではよく起こることだが，水鳥も利用していた原始的な機構を，別の目的でカニクイザルは再利用し，人はそれをもっと大規模に行っているようにも確かに思える。

しかし，カニクイザルは，イタリアン・ジェラートを食べる人のジェスチャーの直接的な再現を，ただそれだけで終えてしまった。本文で提示した私の息子の場合とそこは随分異なっている。彼は他者のジェスチャーをコピーしただけではなくて，まるで新規の何物にも代えがたい玩具を手に入れたかのように，何度も反復してこれを用い，本来はその対象ではない関連する事象にまでそのジェスチャーを応用しようと試みた。たとえ同じように物まねニューロンを再利用したのだというのが本当だとしても，それが脳に与えた衝撃は，カニクイザルと私の息子，あるいはゆう君とでは質においても量においても根本的に異なっているように思える。

過渡的対象と閉じられた『ことばの前のことば』

　私は15年ほど前に自閉傾向を伴う重い精神発達遅滞のある男の子を受け持つ機会がありました。その時，経験した常同行為（繰り返し動作）での観察は，私の長男が最初の言葉を発声する直前のジェスチャーとよく似ており，この章で私たちが考えていることと深い関係があるように思えるので紹介したいと思います。

　常同行為がどうして出現するかということに関しては，体の中に振り子のようなペースメーカーがあってそれが自動的に発動しているのだという説や，繰り返すことが一種の嗜癖のようになっているのだという説がありますが，正常な発達過程の一段階への停滞だと考える立場もあります。ここで紹介する唯夫君（仮名）という11歳の男の子は，口をすぼめて息を中空に吹きかけながら拝礼のように両手を突き出して床に突っ伏すという動作からなる常同行為をベッド上で1日中繰り返し，人には全く興味を示さず，私と出会った時には言葉は全く発しない状態でした。彼はレノックス症候群という重いてんかんを持っていて，てんかんの治療をするために私の受け持ちになるという形で出会いました[2]。

　　唯夫君が施設に入所する前の生育歴に関してはわからない点が多いのですが，施設に入所してからは，いったんは単語をいくつか喋れるくらいにはなっていたことが確認されています。しかし，少なくともここ数年は言葉は全く出なくなり，常同行為を繰り返し始めたというのが，付き添ってきた施設の職員の報告でした。
　　入院時，唯夫君は，ほとんどベッドの上から動かず，ベッド上で中空に向けて息を吹きこみ，両手を伸ばしたままイスラム教徒の祈りのように地に伏せるという動作を繰り返し続けていました。彼の病室を訪ねる看護スタッフや私に対して，数秒間，その動作を停止して顔を向け，すぐまた同じ動作に没入し，この動作を繰り返し続けていまし

た。病室に慣れてくると，病室の入口の扉に向かって行き，鍵穴，扉の下に開いた隙間から外を覗き，再び上記の儀式をし，またベッドに戻るという行動半径の拡大がみられ，時に上記の儀式に加えて右手で何かを振り払うような動作をするのも観察されました。唯夫君の表情は常にしかめ面で，その同じ表情をめったに崩しませんでした。排尿・排便には促しが必要で，定期的にトイレに連れていかないと失禁・失便し，そのままにしておくと便を捏ねて部屋中に投げる状態でした。食事はスプーンを使って行えますが，空腹感が強い時には手掴みとなり，自分の食物と他患の食物の区別はつきません。意味のある音声の表出は全く観察されませんでした。

　唯夫君は特に興味を示すものに対してそれぞれ特徴的な動作を示しました。彼は，何よりもまず，穴の開いたものに対して興味を示しました。それはたとえば，鍵穴であったり，自動販売機のコインの投入口であり，笊の網の目であったりと色々でした。散歩の途中にたとえばコインの投入口があると唯男君は必ず立ち止まり，その中に指を入れる動作をし，それに引き続いて穴の中に向けてフーフーと息を吹き込みました。自動販売機は病院の外の道路をはさんだ向こう側にあったのですが，二度目の散歩からは彼は私の手を引いてそちらに向かい，私が他の方向に彼を向けようとすると座り込んで抵抗しました。しかし，コインの投入口を指でなぞり，何度か息を吹き込む動作を終了すると，とりあえず彼はそれで満足し，促しに応じて別の方向に向かうことができました。笊や下水の上に被せられた網の目状の鉄板の場合は，網の目の穴を1つずつ指でなぞり，その中に向けて息を吹きかけていました。また，彼の興味は，剥き出しになった食物そのものよりも，たとえば瓶の中に入ったクリープ，戸棚の中の食べ物，袋に入れられたパンなど，何かに包まれた物に向けられていて，夕食の残りが目の前のテーブル上に置かれているのに通り過ぎて戸棚に向かうことがしばしばありました。しかも，戸棚の中から海苔の入った缶を出し，そのまま見ていると再びそれを戸棚の中に入れ，そして息を

フーフー吹き込む行為がみられ，その際に彼は明らかに興奮していました。唯夫君が中でも特に執着したのはクリープの入った瓶で，しまいにはそれが彼が入眠する時に必要な小道具になり，食事の際も片方の手でそれを持ちながら他方の手で食事をするほどで，片時も自分から放さなくなりました。唯夫君はこのクリープの瓶をよく舐めたり吸ったりしていました。

　手の届かない食べ物がある時，あるいは手に持っているクリープの瓶を取り上げた時，彼はフーフーと息を吹きかける動作をしました。戸棚にクリープの瓶を入れ，それを彼が取り出すことを許すと，彼はもう一度瓶を元に戻し，またそれを取り出し，さらにその後にそのクリープの瓶を横に向けて投げ，また拾うという行為を興奮して行いました。それを何度か繰り返した後に，彼はクリープの瓶を拾わず，投げる真似だけを行い，投げる真似をしながらフーフーと息を中空に吐きました。その投げ方はあたかも実際にクリープの瓶を投げているかのようであり，彼は興奮しながら何度もこの動作を繰り返しました。そして入院当初，唯夫君が時々ベッドの上で行っていた意味不明の手を払いのける動作は，ちょうどこの実際には持っていない物を投げる動作とそっくりであることを，看護スタッフの1人が私に指摘してくれました。

　ウィニコット[*4]は児童を専門とした有名な精神科医ですが，「過渡的対象」[*5]という人と物との間に位置するような事象が一過性に子どもに出現することに注目した人です。過渡的対象の特徴としてウィニコットが挙げているのは，それはまるで自分の体の一部のように常に持ち歩かれている

[*4] Donald Woods Winnicott（1896-1971）。イギリスの小児科医・精神分析医。アンナ・フロイトとメラニー・クラインがフロイトの真の後継者としての地位を争っている時期に頭角を現した。不安な環境の中で毛布などの安心感を与える馴染みのものが子どもに大切な役割を果たすことを発見し，これを移行対象と名づけた。穏やかなユーモアのある話しぶりで「ほどほどによい子育て」をキャッチフレーズに講演した。

こと，眠る時にそれがないと眠れないこと，さらにその対象に対して舐めたり吸ったりする口唇的関心が向けられることなどです。唯夫君が，「クリープの瓶」に示した関心のあり方は，ウィニコットが素描した過渡的対象の特徴とよく一致していました。

　唯夫君の行動は，私の長男が初めての言葉を発する直前の行動と多くの共通点があります。物が目の前からはなくなること（不在）とそれがまた出現することへの強い関心や，特定の共通性を持つ対象群（唯夫君の場合は穴の開いたもの，私の長男の場合は乗り物とか食べ物）を同一のジェスチュアで象徴していることなどがそれです。唯夫君において，特に目立ったのは，「クリープの瓶」に関する「いないいないばあ遊び」，すなわち，彼の過渡的対象であり，身体内部と外界のはざかいにあった「クリープの瓶」が，単に彼の手の内にある状態よりも（すなわち，在の状態よりも），不在と在が交錯する逆転のルールに従う運動の中でより激しい興奮をもたらしたことです。もともと唯男君が興味を示した対象はそれ自体，「戸棚の中の海苔」「蓋のしまった瓶」といった中と外，掴めることと掴めないことが微妙に交錯する性質をもっていたのですが，「クリープの瓶」に関する遊びの中で，彼は自らこの不在と在の対立を作り出し，それに何よりも大きな興奮を示していました。

　言葉が出現する直前の私の長男と唯夫君には，しかし大きな相違点もあります。何よりも唯夫君において驚かされるのは，「クリープの瓶」のいないいないばあを，ついにはクリープの瓶なしでもできるようになったことであり，実物なしに象徴的な空を切って投げる動作だけで興奮できるようになったことです。さらに，私の長男の動作による象徴化が，たとえば乗り物ならば手を挙げる，食べ物であればフーフー吹くといった具合に，

[*5]　transitional object。母親との完全に自他未分化な状態である絶対的依存期から，母親に強く依存はしているが自分と母親は別個の存在だということが自覚される相対的依存期へ移る途上で，母親からの分離不安が生ずる。この分離不安を防衛するために，ぬいぐるみや毛布の端を肌身離さず，しゃぶったりすることがあるが，これが移行対象。

あくまでも身近な誰かの動作の模倣から始まり，それを一般化していったものであるのに対して，穴のあるものを象徴化した唯夫君のフーフー吹く動作は，基本的には模倣とは言えず，彼が新たに創出したオリジナルな舞踏のようなものです。「クリープの瓶」を向こうへ投げ捨てて拾うところまでは，唯夫君の行動は，物の永続性への気づきであり，言葉と意味が発生するための準備状態であって，私の長男と共通の発達線上にあったのではないかという印象を私は持っていました（実際，唯夫君はいったんわずかではあっても言葉を習得した実績もあります）。しかし，私の長男が，物に対するいないいないばあを通して，外にある物が目の前にない時にも引き続き存在していることを内面化する道を選んだのに対して，唯夫君（あるいは唯夫君の脳）は，物がなくなることの快感を 1 つの動作へと象徴化することで，自分の内側で感じた感情を動作という形で外在化する道を選んだのではないでしょうか。このため，ついには自分の体の一部となるほどに執着していた「クリープの瓶」ですら打ち捨てられ，彼のジェスチャーは彼にしかその本来の意味がわからない儀式のようなものになってしまいました。自身の内面の一定の観念あるいは感覚にしか対応しないこの表出は，ネオロギスム[*6] (column 9) に似て，私たちの共通の語彙のうちには存在しない純粋な内言の表出に近縁した現象ではないかと思われます。

column 9　語新作

　語新作 "neologism" というのは，一般的には失語学で使われる用語である。失語学では単語の言い間違えのことを錯語と呼ぶが，扇風機を「ウチワ」と言うなど別の単語に入れ替わるものを語性錯語，鉛筆が「センピツ」に置き換わるなど音の一部が変化するものを音素性錯語と呼ぶ。これに対して，たとえば「めがね」をみた時に「ガクエメ」というなど，日本語の語彙になく，表出を意図された元の語との関連が全くわからないほど変形している場合には，語新作という言葉が使用される。

　失語学では，語新作の産出機序については 2 つの説がある。たとえば

[*6] neologism。語新作とも言う。神経心理学用語として用いられる場合と統合失調症の症例記載に用いられる場合では，実際には異なった症状を記述している。

鉛筆の図版を見た場合に音素が何度も変換されて,「センピツ→センプツ」のようになり,ついには元の語との関連が全く失われるほど変化してしまうという説と,鉛筆がまず「トケイ」に変換され,トケイが「ホケイ」に変換されて元の語との関連が失われてしまうほど変化するのだという二段階説がその2つである。脳梗塞や脳腫瘍,交通事故や戦争による頭部外傷などのような機械的に脳の特定部分が破壊されて語新作が出現する場合には,典型的には優位半球シルヴィウス溝近傍にある音素生成装置の機能不全が伴っている。興味深いことに,アルツハイマー病や側頭葉てんかんの発作後もうろう状態で出現する語新作は,音素生成装置の問題を伴わず,扇風機が扇子に置き換わってしまうような意味の枠組みが緩むことが主要な原因で語新作が出現する場合が少なからずある[1]。

　統合失調症の場合に語新作という術語が用いられる場合は,こうした失語症学における語新作の用い方とは若干その用語法が異なっている。たとえばある男子高校生は,呪文のように「バグパイプ」という言葉をさまざまな対象に対して唱えていた。言葉そのものは日本語の語彙のうちにあっても,たとえば仏壇のことも自転車のことも「バクパイプ」と呼ばれている時,こうした通常の意味からは大きく外れた使われ方をする言表は意味性語新作と呼ばれることがあり,統合失調症で語新作と呼ばれるのはこちらの方が圧倒的に多い。詩や哲学の分野でそれまでの言葉に新たな意味を込めて使用する場合も同様の意味での意味性語新作的な言葉の使い方になる場合がある。また,子どもが言葉を獲得する際に,初語に近い言葉は最初の意味からどんどん近縁の意味へと意味を拡張され,最後には何を意味するか曖昧にさえなるような局面が観察されることがあるが,これは統合失調症での生成して間もない語新作の振る舞いとよく似ている。

　てんかんの場合の語新作は,言語領野における限定的な脳梗塞などで生ずるきわめて機械的な音素生成装置の障害によって生ずるものと,統合失調症の場合のように意味の生成のプロセスと関連して出現するものとの中間的な位置を占めているように思える。

文献
1) 兼本浩祐,川崎淳:複雑部分発作と二次性強直間代発作後の発作性言語症状の比較―Brownの階層的失語論によるその位置づけ.神経心理学 9:248-254,1993

同じものが同じであることをつなぎとめるもの
―ポワン・ド・キャピトン

　同じものが同じであることが揺らぐという点で，さらに，ある慢性期の統合失調症の初老の女性との出会いをスケッチしておきます。

　　この女性の母親は，本人が思春期の頃に亡くなっていて，それ以降，彼女は父親と2人暮らしになりました。母親が亡くなる少し前から，父親は誰かが変装した父親そっくりの替え玉だと彼女は確信するようになります。父親は彼女の妄言を終始無視していたのですが，とうとう彼女は堪えきれなくなって，父親に殴りかかってしまったため，緊急入院となりました。1年半前後の入院で彼女は落着きを取り戻し，自宅へと退院します。しかし，父親は「医者なんかに行かなくていい」と言い張って通院も服薬も中止させたため，すぐに病状は再燃してしまいます。近所を徘徊して，他人の家に無断で侵入するといったことが度重なったため，近所の人が困り果てて警察に相談し，再び彼女は入院となりました。
　　私が彼女と出会った時は入院してから30年以上の歳月が流れてからでした。その時，天涯孤独の身の上になっていた彼女は，「△△さんが自分になりすまして行動している」「○○さんに看護師の男性性器がくっついてしまった」「知らないうちに自分は開腹手術をされてしまったので浣腸をして欲しい」などと突飛な妄想に裏打ちされた言動を盛んに行う状態でした。妄想の内容の大部分は，人の入れ替わり，あるいは人の部分的な入れ替わりと自分の体の変貌をめぐるものでした。彼女の話はその大部分が一方的で，ほとんどこちらの話は聞いていないかのように見えました。診察場面では精神科医に対するサービスのように「ヴィクトリア宮殿五木邸」と名づけられた彼女の屋敷が，「病院からすぐ近くにある」という空想的・誇大的な話が，

わずかに毎回異なったバージョンで出し物のように報告され，現実のやり取りを含む会話はごく断片的にしか成立しない状態でした。新規の内容の話はほとんどが人の入れ替わりや身体の変貌についての妄想で，これについては若干緊張した面持ちで怒りや恐怖などの感情とともに語られますが，「ヴィクトリア宮殿五木邸」に関する作話的な妄想は世間話のように語られ，親しくなった主治医との間だけで話題となっていました。

　前主治医からの交代を告げた時には何の表情の変化も見せず淡々としていた彼女でしたが，それまでは「ゴトゴトがかかる」と表現されていた被影響体験に，「カネツがなる」という表現が新たに加わるようになり，「ゴトゴト・カネツ」という融合的表現も加わった点で後から考えると表現の変化がありました。しかし当初は，この「ゴトゴトがかかる」「カネツがなる」という言葉を私は何の気なしに聞き過ごしてしまい，それまでの主治医の名前がゴトウで，私の名前がカネモトであることとの関連を同僚に指摘されて初めて，私たちの名前の一部がネオロギスムとして取り込まれていることに気づきました。

　この女性は，他の患者さんたちから孤立してほとんどの時間を自室で1人過ごしていましたが，食事・服薬などを含め最小限の病棟での日課はこなせていました。痔核ができて外科を受診しなければならなくなった時などには，普段の溢れるような，しかし単調で空想的な妄想は全く語らずに，自分の状態をきちんと外科の先生には説明することができたことには驚きましたし，さらに以前の主治医にもらったキティちゃんのカレンダーを大事に自室に飾り，「あれはちゃんと飾ってあるから」と前主治医の顔を久しぶりに見ても伝えることができるなど，記憶はしっかりと保たれていることが言動の端々からうかがわれました。

　この女性は私が診察する時に，毎回，女性雑誌やその中の広告の切り抜きをプレゼントしてくれたのですが，もらった切り抜きを「時々こちらからのお返しだと言って返してあげると喜ばれるよ」と前主治

医に教えてもらっていたので，ある時，診察の初めにもらった切り抜きをいったん脇によけておいて，それを診察の終わり近くに「これは私から」と言ってそのままお返ししてみました。すると彼女は，彼女が最初にくれたのと同じ切り抜きをお返ししているにもかかわらず，明らかにそれとは別の物として，その切り抜きを満足そうに受け取るのでした。

　父親や母親，配偶者などが外見はそっくりなのに偽者に入れ替わってしまったという体験をカプグラ症候群と言います。この女性では，発病後の早い時期からカプグラ症候群[*7]が随分活発に認められています。統合失調症では精神科医はよく「崩れる」という言葉を使いますけれど，最初は父親に限定されていた偽者への入れ替わりは，私がお会いした頃には，身近な人たちがちょっとしたきっかけで，とめどなく相互に次々と入れ替わってしまう相互変身妄想へと「崩れて」いました。同一性の拡散[*8]という言葉がありますが，この入れ替わりは最終的には入れ替わるべき相手の1人の人としてのまとまりすら失われ，体の部分の入れ替わりになってしまったり，私や前主治医に至っては，ついには人としての体をなさなくなって，「ゴトゴト」「カネテツ」という一種の力のようなものへと変貌し

[*7] Capgras syndrome。替え玉妄想とも言い，配偶者や父母など自分に強い影響力を持つ人物が偽者にすりかわっていると確信する妄想。恋人などがさまざまの別人に変装して自分の前に現れるという逆パターンをフレゴリーの錯覚という。家族の構成員が次々に別の構成員にすりかわるという相互変身妄想も併せて，人物誤認症候群と総称する場合もある。

[*8] identity diffusion。エリクソン（Eric Homburger Erikson, 1902-1994）の用語。エリクソンは，青年期に特有の課題として首尾一貫した全体としての自己の確立に注目し，これを自我同一性"ego identity"と呼んだ。カナダ人の発達心理学者であるジェームズ・E・マルシアは，エリクソンの自我同一性の概念をより臨床的に使用可能な形にし，自分は何を指標に生きるべきか，自分は何者かに惑いそれまでの生き方が根本的に揺さぶられる思春期の危機をすでに体験したか否か，そうした自己定義を実現するための努力をしているか否かで，モラトリアム，早期完了，同一性拡散の3つの失敗した形式を記載した。ここではマルシアの同一性拡散で問題となっている同一性ではなく，より根源的な同一性の問題に対してこの用語を用いた。

てしまっていました。こうした同一性の拡散は人の領域で起こることが多く，この女性の場合も例外ではありませんでした。しかし彼女の場合，同一性の拡散の作用は物の領域にも及んでいて，「物のすり替え体験」も起こっていたのだと思われます。彼女の場合，物や人の外観と中身が自由に入れ替わるような状態へと世界は変貌していたと思われます。

　対面している他者や現前している物はこの女性にとっては刻々と別の何者かへと入れ替わってしまっています。しかし，アルツハイマー病などとは違って，同じ物の外観に関してはそれが以前見た物と同じであるという記憶もそれが同じ外観をしているという認識そのものも障害されていません。彼女は，長井真理[3]が「無に近いほど僅かな差異」という言葉で表現した差異を敏感に感知し，同じ物がもはや同じでないことを鋭敏に嗅ぎ分けているのだともいえます。逆転のルールを生後1年前後の子供が学ぶ時，たぶん，向こうへ投げるボールと向こうから投げ返されるボールは私たちの心にとっては同じ物ではないのです。しかし，子供としての私たちはそれがこの現実世界では同じボールなのだということをその時に驚きを持って学び，そのことによって私たちは私たちのこの世界につなぎとめられる鎹(かすがい)のようなものを得るような気がします。

　ジャック・ラカンが，ポワン・ド・キャピトン"point de capiton"と呼んだのは，このような鎹のことではなかったのかと私は思います。私はこの言葉が好きで，意味の流動化を防ぐ留め金のようなものだと自分流に解釈しているのですが，この留め金は同じものが同じであることを支えているのだと思うのです。後天的にこの留め金がはずれる多くの疾患では，対象への認知も同時に揺らぐので，この留め金の意味が曖昧になってしまいますが，統合失調症ではこの留め金だけが通常の認知の障害を伴わずにはずれるという事態が起こりうるので，鮮明にこの留め金が何を留めているのかが私たちに伝わってきます。

文献
1) やまだようこ：ことばの前のことば―ことばが生まれるすじみち1. 新曜社, 1987

2) 兼本浩祐:レンノックス症候群を伴った重度精神遅滞児における常同行為の観察. 精神医学 33:79-89, 1991
3) 長井真理:内省の構造—精神病理学的考察. 岩波書店, 1991

第8章
イデア論再考

　学生時代に私は読めない文字に魅惑されていた時期がありました。結局，何ひとつものにはなりませんでしたが，私は古典のギリシャ語を教養学部の授業で体験学習させてもらったのですが，私にとってのギリシャ語というのは，そこで教えていただいた女性の先生の少し神秘的な雰囲気と分かち難く結びついています。申し訳ないことに，習ったギリシャ語そのものはその後ほとんど忘れてしまいましたが，古典ギリシャ語で読んだプラトンは驚くほど新鮮で感動的でした。それ以降，ギリシャ語に接する機会はほとんどなかったので，今でも私のギリシャ語とプラトンの記憶は，その時の印象が押し花になったようにそのままで保存されています。
　プラトンには「イデア論」という有名な問答があります。私の連合型視覚失認体験は，プラトンのイデア論のことを強く連想させました。私たちは全く無造作に目の前にある「靴」を靴と呼び，それが靴であることを何の疑いもなく確信しています。しかし，それぞれの靴は実際には千差万別であるのに，そのさまざまな差異をすべて捨て去って，全く疑問を差し挟む余地もなく私たちは多様な靴を一様に靴と呼んでいます。このことが実際には特別なことであるのを，私は連合型視覚失認の棟梁に教えてもらいました。個々の「靴」がどのようにして一様な「靴」一般となるのか，そしてこの目の前にある靴はどのようにして「靴のようなもの」から「靴」へと変貌を遂げるのか，まさにプラトンのイデア論は，そもそも私たちが個々の靴を靴という1つの名で呼びうることのこの不思議さ（同名性）に注目

し，それを主要なテーマとして正面から説明しようとしていたことを私は思い出しました。

群概念理論は成立しない

　イデア論とはごく大まかに言うならば，私たちの魂は天上界において靴ならば靴のオリジナルなイデアを知っており，私たちが今生きている地上界に存在する靴は，天上界における靴のイデアを模って造られたいわば写しのようなものであると要約できると思います。この写しは写しであるが故に，その元々のオリジナルであるイデアを私たちの内に想起させ，それによって私たちはこれが靴であることを知るという理屈です。オリジナルのイデアが私たちの世界において実現しているこの仕方をプラトンは「与り」と呼びました。しかし天上のことを持ち出されても私たちは困惑してしまいます。とりあえず現代の私たちの素朴な感覚では，プラトンのこのイデア論による同名性の説明は，あまりにも突飛で現実味のない議論のように思えてしまいます。

　むしろ私たちにとって抵抗の少なそうな常識的な考えはこうです。つまり，さまざまな靴が1つの靴という名前で呼ばれるのは，靴がたとえば人間が足に履くものといった共通の性質を持っており，この共通の性質を持ったものを靴と呼ぶことにするという申し合わせが私たちの間でできているので，私たちはさまざまな個物を靴という1つの名前で呼ぶのだといった考えです。しかし，足に履くものは靴だけではなく，靴下もそうです。それでは靴下のように丸めたりできないものという性質を靴の定義に加えれば，それで私たちは靴を過不足なく定義することができるのでしょうか。それならスリッパはどうでしょう。スリッパも普通は丸めたりはできませんが，スリッパは靴ではありません。このようにして靴を性質によって完璧に定義するためには私たちは非常に煩頊なさまざまの性質を積み重ねていく必要がありそうです。こうした靴の靴性の言葉による説明，すなわち，靴の性質を満たす一群の記述を列挙し，この一群の記述の大部

分を満足するものがその名前の指示対象であるとするこうした説明は，分析哲学[*1]では群概念理論と呼ばれている議論です。群概念理論は物の同名性を説明するうえで最も説得力のある説明であるように私たちの素朴な感覚ではとりあえずは思えます。しかし本当に目の前にある1つの物を靴と名づける時，私たちはこうした群概念理論に従っているのでしょうか。さらに言うならば，靴を定義し尽くしてしまえるような一群の記述を本当に私たちは実際に列挙することができるのでしょうか。

分析哲学は，固有名詞と普通名詞について，この問いを検討しました。そして3通りの答えが提出されました。ジョン・スチュアート・ミル[*2]は，固有名詞には意味がなく普通名詞には意味があるとし，この学説を批判してフレーゲ[*3]とラッセル[*4]は，固有名詞にも意味があると主張しています。ところがクリプキ[*5]は固有名詞だけでなく，普通名詞にも意味はないという説を展開しました。分析哲学で意味があるとかないとかいうのは，おおよそは1つないし複数の記述と特定の名が等置できるかどうか，つまり，1つの名を1つの記述ないしは記述群によって過不足なく置き換えることができるかどうかということと近い意味で使われています。つまり，クリプキは結局のところ「名というものはたとえそれが普通名詞

[*1] 英国を中心に20世紀初頭から展開された議論の仕方の流儀。言語表現のレベルで問題設定をすること，定義や議論の構造を明確にすること（記号論理学を重視），分析の正しさを確認するために思考実験をしばしば行うこと，経験科学の知見を取り入れて議論を行うことといった特徴がある。クオリア論など脳科学とにおけるハードプロブレムを考える哲学者の流儀は分析哲学と類縁性がある。記号論理学の創始者である，バートランド・ラッセルやゴットロープ・フレーゲ，ウィトゲンシュタインなどによって確立された。

[*2] John Stuart Mill（1806-1873）。極めて高名なイギリスの哲学者にして経済学者。

[*3] Friedrich Ludwig Gottlob Frege（1848-1925）。ドイツ人の数学者，論理学者，哲学者。分析哲学の創始者の1人。論理学の数学化を成し遂げ，フッサールなどにも大きな影響を与えた。

[*4] Bertrand Arthur William Russel（1872-1970）。イギリス貴族の論理学者，数学者，哲学者。フレーゲとともに分析哲学を創始する。核廃絶を求めるラッセル＝アインシュタイン宣言で有名。

[*5] Saul Aaron Kripke（1940-　）。アメリカ人の分析哲学者。『名指しと必然性』（八木沢敬・野家啓一訳）は主著の1つ。

であっても，特定の概念ないしは概念群と過不足なく置き換えることはできない」と主張しているのです。

アリストテレスの種と類
――世界の中に「靴のようなもの」はない

　名がその性質を表す概念群によって完全には置換できないような何事かであるとするならば，名づけることによって名づけられたものは単にその性質を記述されていただけの時とは異なった何らかの余剰を獲得しているということになります。そうでなければ置換は完全に行われるはずだからです。この余剰こそが，「靴のようなもの」と「靴」の相違なのであって，どのような漸近線を描いても，「靴のようなもの」が「靴」にはなれない理由を説明するはずです。

　アリストテレスは，「靴のようなもの」を類と呼び，「靴」そのものをそれに対して種と呼んで両者を峻別しました。さらにアリストテレスは獲得された概念同士の関係からさまざまなことを結論づけたり判断したりする能力をエピステーメーと呼び，それに対して知覚されたものから形相をすくいとる能力をエパデーケーと呼び，これをヌース（理性）の機能と考えました。

　アリストテレスにおける類と種の区別は固定的なものではなく，1つの概念がその使われ方によっていずれでもありうる可能性を持ちます。たとえば，私と私の妻を包摂する上位概念という意味での「ヒト」は類ですが，狩人が森の中で動く動物を撃ちかけて，よく見るとそれが「ヒト」であることがわかり撃つことを思いとどまる時には，その場合の「ヒト」は種です。アリストテレスの種と類が持つこうした区別を突き詰めると，種は，現前しているもの（すなわち，「ここにあるこのもの」）から直接すくい出された形相（本質的特徴）という性質を示すように思われます。種というものをこのように解釈した場合，たとえばここに現前しているこのものを「靴」と呼ぼうと「履物」と呼ぼうと，それがこのここにあるものから直接

すくい出された形相である限り，この「靴」および「履物」はいずれも種となるはずです。そしてここに現前しているもの（この個物）から1つの形相をすくい出すこの作業が，エパデーケーだと考えられます。

このように考えるならば，たとえば現象学の理念は，エピステーメーの働きをできうる限り中止してエパデーケーを行い，現前しているものからエピステーメーによって曇らされることなく直接的に形相をすくい出すことだというふうにもとりあえずは表現することができると思われます。しかし，そうであるとすれば現前しているものをそのままに知覚するという現象学的還元ということはそもそも可能なことなのでしょうか。なぜなら既に前もってエパデーケーされることなしにはここにあるものはこのようには現前しえないのであり，私たちの世界においては形相のない質料などというものは元々存在していないからです。

実際の我々の世界において，「靴」は存在しているが，「靴のようなもの」は実質的にはほとんど存在しません。自分の周りを見渡してみれば，自分が即座に周りにあるほとんどすべてのものを「靴」であるかないか，なんらの疑いもなくすでに知っていることに私たちは気づきます。たとえばここにある本は靴ではない。ここにある机は靴ではない。ここで私の隣に眠っている女は靴ではないというように。外履き用のスリッパを見て私たちは若干躊躇うかもしれませんが，結局はやはりスリッパは靴ではありません。つまり私たちの前に現前する世界において類的なものは実際には存在せず，すべては種として存在しているのです。注意しなければならないのは，私たちが直接知覚することができるのは厳密に言うならば形相だけであるという点です。視覚失認のような特殊な例外状況を除いて人において形相以前の純粋な知覚は極めて人工的です。視覚失認を持つ人は迷路を壁にぶつからずに歩き，線描画を上手に模写することができるにもかかわらず，目の前にある靴が靴だとはわからないのですが，こうしたことは通常の私たちの世界では体験されません。「靴のようなもの」と出会うことがいかに居心地の悪いことか，私たちはすでに第6章の棟梁に教えてもらいました。

たとえば木材やタイルはそれ自体としては種的形相ですが，木材やタイルを素材として家を造る場合，これらは形相・家に対する質料と呼ばれます。このように書くと質料は一見十分直接知覚可能なもののように思えるのですが，これはあくまで注目している対象が家である場合に言えることなのであって，タイルに目を転じた途端，それはたちまち形相・タイルとして我々の前に現前します。そしてその質料はやはり直接知覚可能とはなりません。ヌースによるエパデーケーの作用によってすくいあげられるのは，あくまで形相なのです。

　つまりこの私たちが親しんだ世界において私たちは，「～のようなもの」と表現されるような類的形相とは出会いませんし，逆に物そのものである質料とも出会わないのです。私たちの日常世界は，類的形相と質料との間にある種的形相によってほぼ埋め尽くされています。エピステーメーの操作を色濃く受ける類的形相の曖昧さに対して，種的形相は極めて一意的で断定的です。現象学がその規範とする知覚の曇りのない明瞭さとは，種的形相の明瞭さ，つまり現前しているものが「靴」かそうでないかが一片の疑いの余地もなくわかることの明瞭さに基づいています。

より貧しく見えることで靴は靴になる──反地平現象

　名づけることとはどんなことなのかを現象学の観点からもう一度復習してみたいと思います。たとえば現象学において地平現象と呼ばれている事態があります。これは目の前に現前している物をさまざまの角度から知覚し（たとえばこの1足の靴であれば，皮でできているその手触りとか，使い古されて左側の踵が磨耗してしまっているなどなど），あらゆる角度からその物を観察した時，実際には到達不可能ではあるが1つの理想型として，十全明証と呼ばれる完全な知覚が実現されることを予測するものです。この考えは先程の分析哲学での群概念理論と重なり合う考えで，現前している個物の性質を無限に積み重ねていけばより完璧なその個物に対する認識が生ずるという考えを背景としているように思えます。しかし実際

の世界では，私たちはそれがビニールでできていても皮でできていても，あるいはそれがフェラガモであってもノン・ブランドであっても，あるいは新品であっても使い古しであっても，こうしたあらゆる個々の性質の違いを捨ててひたすらこの眼前の個物を「靴」と一心に呼ぶのです。これに対して，第6章の大工の棟梁は，現前している個物のたとえば左側の踵が磨耗しているという性質にひっかかって，「これは靴のように見えるが靴ではない」と主張しました。左側の踵が磨耗しているというこの性質は靴の靴性にとって本質的でない，靴の形相ではないこととして私たちにおいては捨象されているのとそれは好対照を成します。いわば，より貧しくしか見えないことによってではなく，より豊かに見えてしまうことによって靴が靴であることの自明性は揺らぐのです。

　現象学がもし靴の靴性を規定する形相を一時棚上げにして目の前にある個物を目に映るままに見ようとする作業なのだとしたら，無限に豊かな中立的なパースペクティブをその作業によって集積していったとしても，私たちは決して靴が靴であることの自明性に到達することはできないだろうと思われます。むしろその場合，知覚の迷宮に私たちはおそらくは迷い込むことになるのです。

第9章

ヤンツ教授の最終講義
てんかんとは「学習過程」"Lernprozess"である

　ヨーロッパの臨床講義というのは，少なくとも私が体験したものは，日本での臨床講義とは構図は同じでも実体が違っていました。たぶん一番大きな違いは紹介される患者さんの姿勢で，そこで選抜されて登場する患者さん達は国民性にもよるのだとは思うのですがどこか誇らしげで，たとえば戦争体験を語る年配の人達のように，自分にとって辛い体験ではあるが，自分の体験はここで医学生達に語り伝えておく必要がある重要な事柄であるという一種の使命感を持って壇上に立たれていたように思います。少なくとも私がベルリンで師事したディーター・ヤンツ教授[*1]の臨床講義ではそうでした。ヤンツ教授は巧みな演出家として講義という舞台を仕切ってはいましたが，あくまでもその舞台の主役は患者さん達で，彼らは教授の講義を手助けするための図や表の代わりに用いられる舞台の小道具のようではありませんでした。ヤンツ教授は巧みな質問によって，患者さん自身が体験を言葉にする手助けをする産婆役という姿勢で一貫していました。
　この章で考えてみようと思っているのは，こうした雰囲気の中で行われたヤンツ教授の最終講義のことです。この最終講義には，1人の若年ミオ

[*1] Dieter Janz (1920-)。ベルリン自由大学名誉教授。特発性全般てんかん，中でも覚醒時大発作てんかんと若年ミオクロニーてんかんの概念を確立した。

クロニーてんかんの若い女性が選ばれていました。彼女とのやりとりは，学生への講義ですから若年ミオクロニーてんかんという疾患に関する基本的な知識を学ぶことができるように工夫されていたのは当然ですが，それに加えてそこでの対話は，1人の女性がてんかんを持ちながら自らの発作について学び成長していく一種の教養小説としても読める構成となっていました。彼女の弟も若年ミオクロニーてんかんで，彼女は自分では直接体験することができない自分の発作を鏡で自分の似姿を映したかのように体験し，その体験を彼女がどのようにして受け止めていったかということが明かされる形で講義は進んで行きました。同時にヤンツ教授自身が彼女と彼女の弟の体験からどのようにてんかんについて学んでいったかも講義の中で語られました。そしてヤンツ教授がその最終講義を締め括るのに選んだ最後の表現は，てんかんというのは幾重にも学びの過程であるという言葉でした。

「学ぶ」ということがてんかんという病いにおいて特に強調されなければならないのは，てんかんの1つの主要な症状が意識の障害であって，自身の病いを他人の目を通して学び直さなければならないという特殊性にも起因していますが，それと同等に重要なこととして，てんかんという疾患を規定する脳における基本原理が，心を構成する主要な物理的な基盤の1つと考えられる神経回路網の基本的な性質に深く根ざしていることにも関連しています。この学ぶという機能とてんかんという疾患の形成過程の深い関係は，成人の最も代表的なてんかんの1つである側頭葉てんかんの場合に特によく当てはまります。

通常の学習においては，学習によって形成されたシナプスの伝導パターンは，学習の際に用いられた外部からの入力に依存して発動するように調節される必要があります。たとえば繰り返し犬に襲われて噛まれた経験をした場合，犬を見て（あるいは犬のことを思い浮かべると）恐怖を感じるという学習が成立します。しかし，この神経回路網の伝導パターンは，入力なしでは勝手に発動しないように歯止めがかけられている必要があります。というのは，もしも，入力に依存せずに自動的に非常に強い情動が一

定の周期で惹起されるようなシナプス伝導パターンがある時点で形成されてしまうと，たとえば犬という外的刺激なしに恐怖がランダムに出現することになり，これはいかにも生活していくうえで都合が悪いからです。しかし，てんかんではまさにこうした事態が起こるのであり，自動的・周期的に外的な刺激なしに強い情動が発動されることがあり，そうした場合に出現する情動の最も代表的なものである既知感や発作性恐怖は，きまって蒼古的*2で，発生的に古い情動の性質を帯び，普通に感ずる情動とは際立って異なったように感じられるのが一般的です。

興味深いことに，こうした脳内の神経回路網の自動発火装置は，一定の程度までは発火すれば発火するほどさらに発火しやすくなるという性質を持っています。ですから発作の起こり始めでは，1回目と2回目の発作の間隔よりも，2回目の3回目の発作の間隔はしばしばそれよりも短くなり，3回目と4回目の間隔はまたそれよりも短くなり，たとえば1月に何回とか1週間に何度かとか安定した頻度に達するまで自然経過にまかせると発作の回数は増加する傾向があります。つまり反復されればされるほど発作は起こりやすくなる傾向が，発作が一定の定常状態に達するまでは多くの症例で観察されます。シナプスは放電を経験すればするほど，その後かなりの長期間にわたって電気を通しやすくなることが知られており，これは燃え上がり増強*3と呼ばれています。この現象は，刺激を繰り返し受けることで，放電を伴わずにシナプスの伝導効率が増大する長期増強*4と

---

*2 蒼古的 "archaic" とは，精神疾患を，全体的，人格的，状況的に理解しようとした人間学派に用いられた用語で，統合失調症では原始的な体験様式が表に出てくることを指摘したシュトルヒ（Storch A）の用語である。その後，強迫神経症に関してシュトラウス（Strauss E）およびゲープザッテル（Gebsattel V.v.）もこの用語を使用した。

*3 kindling-induced potentiation。デルガドとセビラノは，1961年に猫の海馬の反復刺激によって海馬に自律的なてんかん原性を獲得させることに成功し，さらに刺激点である海馬から離れた扁桃体に海馬とは独立したてんかん原性が獲得されたことを確認した。こうした業績を背景にゴダールがてんかん発生のモデルとして燃え上がり現象を提唱した。

*4 long-term potentiation。1973年にブリスとレモ（Bliss & Lemo）が海馬を刺激することで発見した。

呼ばれる現象とよく似ており，両者の違いは刺激が放電を伴うかどうかだけです。この長期増強という現象こそ，学習の生物学的な基盤ではないかと繰り返し指摘されている事象です。

ヘッブの学習則

　人において他の動物と際立って発達している能力，たとえば，話したり，読んだり，計算したり，道具を使ったりといった能力のすべては学習を通じて行われますから，人の神経回路網において最も重要な性質の1つは学習することです。そして，1949年にドナルド・ヘッブ[*5]は，学習する脳の最も基本的な性質を「ヘッブの学習則」として定式化しました。「ヘッブの学習則」は，次のように表現されています。すなわち，「細胞Aの軸索が細胞Bを興奮させるのに十分なほど細胞Bに隣接していて，細胞Bの発火に繰り返し持続的に関与し続けると，2つの細胞のどちらかあるいは両方に何らかの成長過程ないしは代謝変化が生じ，結果として細胞Bを興奮させる細胞の1つとしての細胞Aの効果が高められる」というのがそれです。

　このままでは意味がわかりにくいので，図9-1に模式的な例を示しました。最初に適当な伝導効率で接続されている神経細胞A，B，Cがあったとします(a)。犬を見た時に細胞AとBは同時に発火するが，細胞Cは発火しないとすると(b)，細胞AからBへのシナプス接続の伝導効率だけが増大します(c)。その結果，2回目にまた犬を見た場合には，細胞Aの興奮はより効率よく細胞Bに伝わることになります(d)。ここで引用したヘッブの学習則からは直接導き出せませんが，同時に興奮しないシナプスの伝導効率は低下すること（アンチヘッブ則）も，図に提示してあります（細胞Aへの伝導効率が増大するのがヘッブの学習則，細胞Cへの

[*5] Donald Olding Hebb (1904-1985)。カナダ人の神経心理学者。農業労働者や母校の教員をしながら，心理学を研究。病気，配偶者の死，校長をしていた学校の倒産などさまざまの苦難をのりこえて学問を続け，ニューラルネットワークの最も重要な創始者の1人となった。

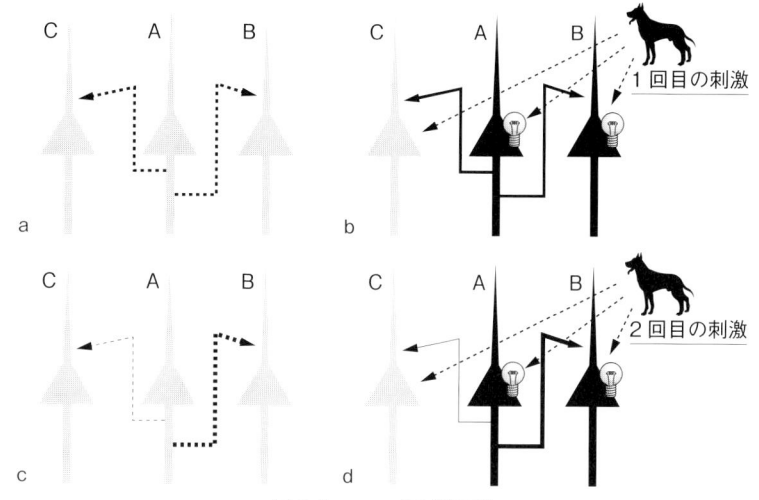

図 9-1　ヘッブの学習則
a：神経細胞 A に接続している神経細胞 B と C がある．
b：犬を見た時に神経細胞 A と B は発火するが，C は発火しないとする．
c：その結果，神経細胞 A から B へのシナプス接続の伝導効率が増大する．
d：2 回目に犬を見た場合，神経細胞 A から B へは最初の興奮より大きく興奮が伝わるが，C へは最初の興奮より少ししか伝わらない．

伝導効率が小さくなるのがアンチヘッブ則）．結局，刺激が繰り返されればされるほど，同時に興奮した神経細胞同士は特定の刺激に曝露された場合にますます一緒に興奮するようになり，それに対して同時に興奮していない神経細胞同士はますます関連がなくなっていきます．このヘッブの計算式は，学習に伴って実際に実験的にシナプス伝導効率が増大することが長期増強という形で確認されたことも補強材料となり，心を計算に置き換える壮大な試みの最初の一歩となりました．

　燃え上がり増強と長期増強を単純に同一の現象と考えてよいかどうかについては議論があるところですが，てんかんは学習一般の原理と同じように特定のシナプスの伝達性の亢進という形で脳において学ばれるのだということを強調したヤンツ教授の最終講義の結語は，今でも私に強い印象として残っています．いずれにしても，ヤンツ教授がてんかん臨床を通し

て，てんかんと学習に一種の相似形を見て取り，遠くジョン・ヒューリングス・ジャクソンに思いを馳せながら，てんかんを知ることを通して心とは何かを考えようとしていたことは間違いないと思います。

第10章
心は計算式に置き換えられるか

　偉大な哲学者にして数学者であったライプニッツ[*1]が，心の法則を数式化しようと試みて失敗したという話があります。その試みの一部はジョージ・ブール[*2]によって200年もの年月を経て若干の成功を収めたと言われていますが，ライプニッツの失敗の最大の原因は，心は通常の物質とは異なって連続量として表現するには適していないことにあったと指摘する人達もいます。言葉がまさにそうであるように，心を構成するさまざまな要素の多くは，物質を構成する要素が典型的にはそうであるような連続量ではなくて離散的な値[*3]を取るのであって，心を単純に連続量で表現しようとすると大きな混乱を生ずる元となります。たとえば，意識を照明の明るさに例えるなどはその端的な例ですが，それについては第12章でもう少し詳しく考えてみたいと思います。対象を無限に分割していく

[*1] Gottfried Wilhelm Leipniz (1646-1716)。微積分法の発見，モナド論などで知られるドイツ，バロック時代の哲学者。政治にも積極的に参画した。ニュートンとの微積分法の優先権の問題もあり晩年は不遇。

[*2] Goerge Boole (1815-1864)。イギリスの数学者・哲学者。コンピュータの理論的な背景となっている記号論理学であるブール代数の提唱者。

[*3] たとえば，距離や体積は，典型的な連続量であるのに対して，家族の人数は離散量でしか表せない。大学から私の自宅まではほぼ4 kmであるが，その中間地点は2 km，さらにその中間は1 km，さらにその中間は0.5 kmとどこまででも分割することができる。これに対して4人家族をグループに分ける場合，2つのグループで2人，4つのグループで1人までは分割できるが，それ以上にはもう分割することができない。0.5人という単位がナンセンスだからである。

ことで，ある極点を同定しようとするライプニッツの微積分法は，まさに連続量でしか行い得ない手法ですが，心の世界で取り扱われる対象はそもそもそれ以上分割すると，元々の質を失ったり変質させてしまったりする対象が数多くあり，連続量か離散量かという選択において，私たちは再びデカルト的な二元論の問題に出会うことになります。

　第9章で触れたヘッブの学習則は，それ自体は拍子抜けするほどに単純です。しかし，ヘッブの学習則は，脳における情報はシナプスの伝達効率の変化という形で蓄積されるという極めて重要な仮説を含んでいます。これは，極論すれば記憶の物質的基盤をシナプスの伝導効率の変化と等価なものとみなしているわけですから，伝導効率の変化を表現する数式は，かなりの程度において心を代理する数式とみなすことができると解釈することもできます。ヘッブの数式は単純ですが，心がどのようにして数式化されるということについての具体的で基本的な考え方を提示しているという点で，ガルに匹敵するような原理的革新性を持っています。以下の学習則についての数式はきちんと理解しようと考えると，筆者の私も含め大部分の読者は挫折してしまうと思われます。それぞれの数式の大体のイメージをつかんでいただければ十分ですから，途中が理解しづらくてもそのまま少し我慢して読み進めていただくと，その先はたぶん興味の持てる話になると思います。

　学習則は，モデルの模倣に基づく教師付きの学習則と基本的には刺激の規則性だけを頼りに自己組織化が行われる教師なしの学習則に大きく分けられています。ヘッブの学習則は特に外部の評価基準に照らし合わせることなく，単に2つのシナプスで接合された神経細胞同士が同時に発火したかどうかで伝導係数を変化させますから，これは教師なしの学習の1つの例になります。教師なし学習としてもう1つ重要でより複雑な規則に，コホーネン[*4]の学習則と呼ばれるものがあります。これは2層の神経細胞層か

[*4] Teuvo Kohonen (1934-)。フィンランド人のニューラルネットワーク研究者。連合記憶が地図状に自己組織化"self-organizing map (SOM)"することを計算式として示した。

らなり，特定の入力パターンに対応して自動的に類似のパターン同士をより近傍に配列させるシステムです。このコホーネンの学習則は，大脳皮質の感覚領野での脳内地図の形成をよくシミュレーションすることができます。

　これに対して，システムの外にある何らかの評価基準に照らし合わせて出力の正誤を確認し，シナプスの伝導効率を徐々に適正なものへと調節していくのが教師付きの学習則で，デルタ則（ウィドロー[*5]・ホッフ[*6]の学習則）はその代表例です。デルタ則も，基本的には入力層と出力層の2層を想定していますが，出力層の出力を期待される評価基準と比較して修正を加えていくシステムです。しかし，たとえば単純な排他的論理和[*7]が表現できないなど，単層の出力層しか扱えないデルタ則には大きな表現上の制約があることをミンスキー[*8]という人が指摘しています。この欠陥を補足するために，入力層と出力層以外の中間層を取り扱う学習則が開発されました。デビッド・ラメルハート[*9]によって開発されたバックプロパゲーション法はその代表的な手法の1つです。

　ヘッブ，デルタ，コホーネン，ラメルハートの学習則が具体的にどのようなものかをイメージするために，ごく表面的にそれぞれの計算式に立ち入ってみたいと思います。こうした計算式のそれぞれは私たちの臨床経験に則しても興味深い点があり，この先の章の議論のために必要だからで

[*5] Bernard Widrow (1929-)。スタンフォード大学の電気工学教授。デルタ則とは，Widrow-Hoff Least Mean Squares (LMS) adaptive algorithm で表現される学習則。当時大学院生であったホッフと共にデルタ則を発見した。
[*6] Marcian Edward "Ted" Hoff Jr. (1937-)。彼のインテルでの仕事はコンピュータの性能を革命的に変革した。
[*7] 排他的論理和とは，与えられた2つの命題のいずれかただ1つのみが真である時に真となるような論理演算のことを言う。論理回路が行う基本的な論理演算の1つで，入力のうち「真」の数が奇数個ならば出力も「真」に，偶数個ならば出力は「偽」となる。
[*8] Marvin Minsky (1927-)。アメリカ人のコンピュータ科学者。「人工知能の父」と呼ばれている。著書『パーセプトロン』の中で，単層パーセプトロンは線形分離不可能なパターンを識別できないことを示し，1960年代の第1次ニューラルネットワークブームを終わらせた。
[*9] David E. Rumelhart。アメリカ人の認知心理学者でニューラルネットの研究者。ピック病に罹患し現在静養中。

す。ただし，以下の式は私たちの議論のために必要な形に簡略化し，数学的に難しい部分はできる限り省いてあります。

ヘッブ学習則──神経網の自己組織化の基本数式

　ヘッブの学習則はすでに前章で触れましたが，その式は実際には以下のように表現されています。

$w_{ij}(n+1) = w_{ij}(n) + \lambda \times x_i \times y_j$
または $\Delta w_{ij} = \lambda \times x_i \times y_j$
x_j は入力 (0 か 1)，y_i は出力 (0 か 1)，λ は学習定数。

　この式では，w はシナプスの伝導効率を表しています。2段目の式は1段目の式を書き換えたもので，Δw は伝導効率が1回の学習でどの程度変化したかを表す差分を表現しています。つまり上の式は，シナプスで接続された2つの神経細胞が同時に発火した場合に限って（つまり x_i も y_j も値が1となった場合に限って），両者を接続するシナプスの伝導効率が変化するということを示しています。興味深いのは，この λ で表現されている学習定数と呼ばれている値です。これが大きければ1回の同時発火でシナプスの伝導効率は劇的に変化することになります。その場合，学習は素早く達成されますが，何らかの偶然の連合を誤ってシナプスの伝導効率の変化として固定化してしまう危険性も高くなります。逆にこの学習定数が小さすぎると偶然の同時発火を必然と誤って捉える確率はごく低くなりますが，学習には膨大な時間を要することになります。

　したがって，私たちの学習が効率よくかつ大きな間違いが少なく行われるには，この学習定数が適度に小さい値に設定される必要があります。私たちの多くは，試験勉強で英単語を覚えるのに何回も反復しなければなりません。また間違えて覚えてしまったスペルの記憶を修正するのにも手間のかかる反復練習が必要です（ただし実際にはこれは教師付きの学習になりますから，数式としては次のデルタ則を適用することになりますが）。試験勉強をしている最中には自分の脳がコンピュータになって1回だけの

入力で完璧に覚えてしまえないものかと誰しもが思うわけですが，もし私たちの脳がそんな風にできていたとすれば，たとえば加藤さんという人が自分に意地悪をした場合，「加藤＝意地悪」という連合を私たちはたちまち作ってしまうことになります。加藤さん一般と意地悪は本質的には何の関連もない偶然の隣接に過ぎないわけですが，ヘッブの学習則は教師なしに（つまり到達すべき正解なしに）自己組織化しますから，ヘッブの学習則に従う脳は，機械的にそういう連合を作成し強化していくことになります。色々な加藤さんに出会うたびごとに，大き過ぎる学習定数を持った脳は右往左往するわけで，結局，加藤さんというのは意地悪なのかそうでないのかを記憶の中で一般化することはできないことになります。しかし学習定数 λ が十分に小さい場合，私たちはゆっくりと加藤さんについて学習することになります。たとえば 10 人の加藤さんがみな意地悪だった時に伝導率はようやく同時発火を許すほど大きくなるとします。出合った 10 人の加藤さんがみな意地悪だったとしたら，「加藤＝意地悪」という学習はかなりの妥当性を持っているでしょうし，11 人目の加藤さんがたまたま親切な人だったとしても，私たちは右往左往せずに済むことになります。

教師付きの学習──デルタ則

　次の数式は，教師付きの学習であるデルタ則です（**図 10-1**）。模式図に最も単純なデルタ則の例として，入力層にある複数の（この場合は 3 個の）神経細胞に 1 個の出力層の神経細胞が対応するモデルを図案化してみました。たとえば図の左の刺激「기」はハングルで「キ」という発音を表す文字ですが，最初誰かに教えてもらうか教科書を見るかしなければ（つまり目標となるお手本［＝教師］がなければ），これが「キ」という発音をする文字だということはわかりません。そしてハングルの「기」は，決まって入力層のうちの下 2 つの神経細胞を発火させるとします。出力層には，「キ」「カ」「コ」の 3 つに対応する神経細胞があり，実際に出力層の一番上の細胞が受け取った入力の総和とあるべき反応である「キ」が出力された場合

110　心は計算式に置き換えられるか

発火するためには出力が 0.9 を超える
必要がある

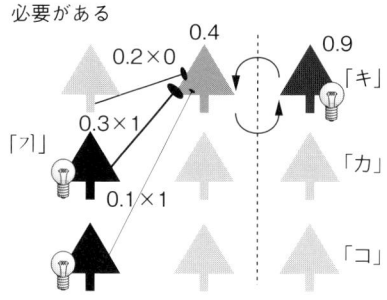

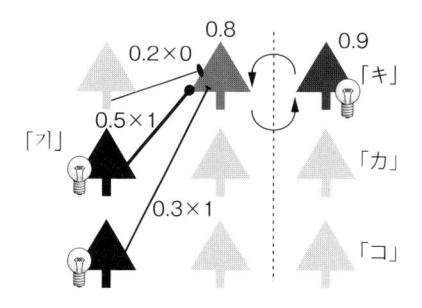

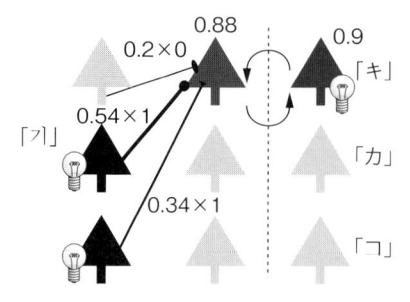

a　入力層　出力層への実際の入力合計　期待される入力合計

0.2×0　0.4
0.3×1
0.1×1
「ク」
0.9「キ」
「カ」
「コ」

b　入力層　出力層への実際の入力合計　期待される入力合計

0.2
0.5
0.3
「キ」
「カ」
「コ」

c　入力層　出力層への実際の入力合計　期待される入力合計

0.2×0　0.8
0.5×1
0.3×1
「ク」
0.9「キ」
「カ」
「コ」

d　入力層　出力層への実際の入力合計　期待される入力合計

0.2
0.54
0.34
「キ」
「カ」
「コ」

e　入力層　出力層への実際の入力合計　期待される入力合計

0.2×0　0.88
0.54×1
0.34×1
「ク」
0.9「キ」
「カ」
「コ」

図 10-1　デルタ則

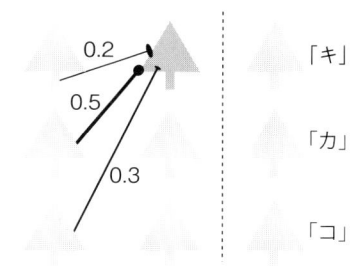

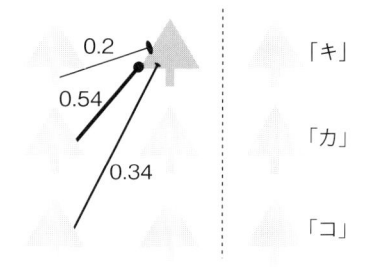

a：「ク」によって入力層の下 2 つの神経細胞が発火する。それぞれの伝導係数を 0.3，0.1 とすると，出力層への入力合計は 0.4 となり「キ」の出力に必要な 0.9 には足りないので発火しない。
b：シナプスの伝導係数が，よりあるべき出力に近づくように修正される。
c：修正された伝導係数で，再度出力が試みられる。
d：c で足りない場合，さらに伝導係数が修正される。
e：c，d を繰り返し「キ」の出力に必要な信号量に近づけ，到達すればこの学習は終了する。

の誤差が計算されます（a）。この誤差の大きさに応じて出力細胞へのシナプスの伝導係数が，よりあるべき出力の大きさに近づくように修正されます（b）。この手順が何度も繰り返され（c〜e），最終的に実際の入力の総和が目指すべき総和である「キ」が出力された場合の信号量に到達した場合に，この学習は終了します[*10]。

コホーネンの学習則
─類似した刺激が隣接し脳内地図を形成する

　第三の数式，コホーネンの学習則は私たちの臨床と大きな関係があります。先ほど少し触れたように，コホーネンの学習則は外からの刺激を直接反映する入力層とそれに接続されるコホーネン出力層の2層から組織されています。**図10-2a**に図示したように，コホーネン出力層にあるすべての神経細胞は，入力層のすべての細胞とそれぞれ相互にランダムな伝導効率のシナプスを通して接続されており，さらにコホーネン出力層にある神経細胞は相互にすべて接続されています。コホーネン出力層の本質は，コホーネン出力層内における相互の神経細胞の関係にあります。**図10-2b**に図示したように，入力層からの何本かのシナプス入力の偶然の合算とし

[*10] デルタ則は以下のような数式で表現される。ただし，1つの神経細胞の出力量は1と考えてあり，シナプスの伝達係数と一致するようにモデル化した。
　1) $y = \Sigma w_i \times x_i$
　2) $w_i(n+1) = w_i(n) + \eta \times (y^* - y(n)) \times x_i$
　模式図では，学習定数は0.4に設定してあり，入力層で発火している神経細胞からのシナプス入力（x_i）は1となり，発火していない場合は0となる。
　式1) は，1回の学習の試みにおける入力層の状態についての記述。発火した場合のx_iは1で，発火しない場合は0となる。w_iは，その時点でのそれぞれの入力細胞の信号量である。したがって，yはその回の学習において入力層で発火した神経細胞の信号量の総和となる。式2) は，入力層にある個々の神経細胞と出力細胞を結ぶシナプスの伝導係数を表す。y^*は，入力信号量の総和の目標値。学習の結果，入力信号の総和が目標値と一致した場合（$y^* = y(n)$），学習を行う必要はなくなるので，伝導係数の変更は行われなくなる。また，当該の入力層の神経細胞が発火しない（$x_i = 0$）場合も，伝導係数の変更は起こらない。ηはヘッブの学習則と同様の学習定数で，変更がどのくらいの速度で起こるかを統制する数値。

入力層　　　コホーネン出力層
a

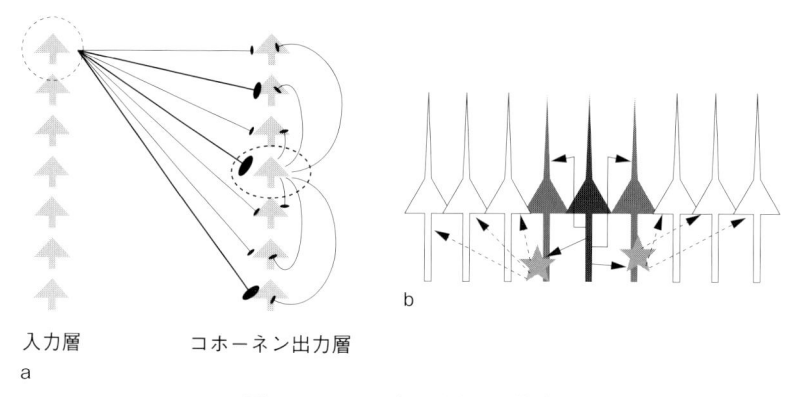

図10-2　コホーネン出力層の構造
a：入力層の全ての細胞とコホーネン出力層のすべての細胞は接続しており，コホーネン出力層にある細胞はすべて相互に接続している。
b：コホーネン出力層において，1つの神経細胞とそれに近接した神経細胞だけが興奮し，残りの神経細胞は抑制される。点線は抑制，実線は刺激興奮を促す（矢印）。星型は抑制性のインターニューロン。

て閾値を超えた入力が行われ，コホーネン出力層内の神経細胞が発火すると，ごく近接した神経細胞は刺激されて興奮し，その他の距離の離れた神経細胞は中継の抑制性のインターニューロンを介して接続されていて興奮を抑制されます。その結果，コホーネン出力層内においては唯一の"チャンピオン"神経細胞とそれに近接した一握りの"勝ち組"神経細胞だけが興奮し，残りのすべての神経細胞は抑制されることになります。ヘッブの学習則によって，発火したチャンピオン神経細胞と入力層からのシナプス入力の伝導効率は増大するほうへと自動的に変更されますから，次の刺激に際しては，次第に偶然の発火の可能性は小さくなり，組織的・体系的に特定の神経細胞が発火するようになります[11]。

---

[11] 伝導効率を更新されるチャンピオン神経細胞に接続された入力層からのシナプスの数式は次のように書かれている。
$w_{ij}(n+1) = (1-a) \times w_{ij}(n) + a \times x_i$
または $\Delta w_{ij} = a \times (x_i - w_{ij})$
（x_i は入力（0か1），a は学習定数。

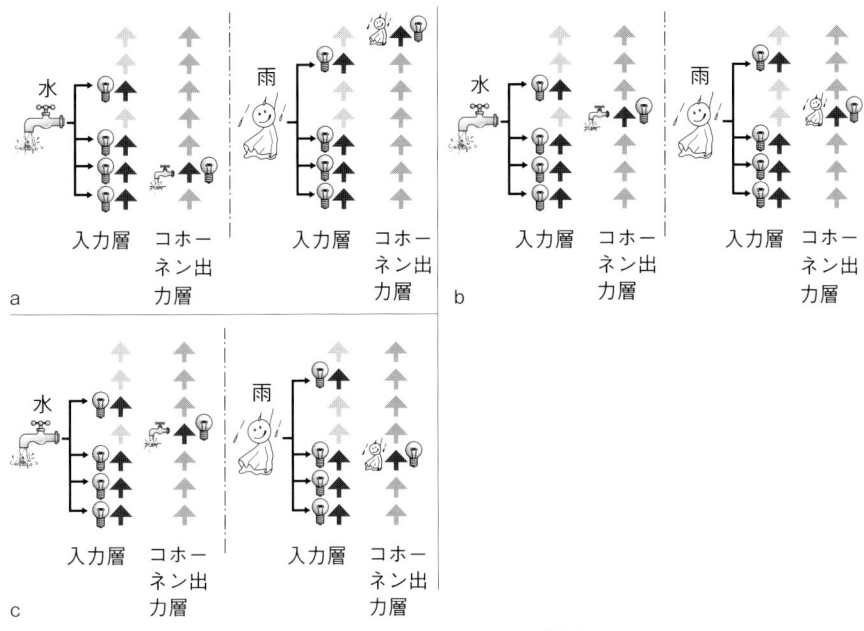

図10-3 コホーネンの学習則

a：「水」と「雨」の刺激によって，それぞれのコホーネン出力層で神経細胞の発火がランダムに起こる．
b：ヘッブ学習則により入力層とコホーネン出力層の神経細胞のつながりは強化される．「水」と「雨」の入力層における共通部分が大きいので，それぞれのコホーネン出力層における"チャンピオン"細胞は近接していく．
c：しかし，「水」と「雨」では微妙に異なる入力がなされるので，最終的に"チャンピオン"細胞は完全に重なり合わない．

　図10-3では，「水」と「雨」が刺激として与えられた場合を想定して模式図を書いてあります．最初の段階では，ランダムに割り当てられたシナプス伝導率による伝達の結果，偶然にコホーネン出力層のどれかの神経細胞において入力の総和が閾値を超えて発火します．この発火はランダムに起こりますから，水と雨という比較的類似した刺激であっても，少数の食い違っているシナプス伝導効果の差異によって遠く離れたところで発火する可能性も十分あります（a）．ところが，いったん水に対するチャンピオ

ン細胞がコホーネン出力層で決定されると，ヘッブの学習則で入力層の神経細胞とのつながりは強化されていきますから，入力層における共通部分が大きければ，その伝導効率の及ぼす効果はより大きくなり，水に対するチャンピオン神経細胞と雨に対するチャンピオン細胞は近接していきます(b)。しかしさらに刺激を繰り返すと，最終的には，雨と水で微妙に食い違う入力の違いから，近接していて相当部分で共通する勝ち組細胞群に対応はするが，完全には重なり合わない勝ち組神経細胞群を発火させることになります(c)。

　入力層が環境世界をある程度忠実に再現しているとするならば，入力が常に一定ということはありえないことになります。たとえばヘレン・ケラーにとって，水はその時々で小川のせせらぎであったり，下着を濡らす気持ちの悪い感触であったり，あるいはのどをうるおす冷たい感触であったりしていたはずで，この一期一会性を当然，入力層は反映し揺らいでいるはずです。コホーネン出力層では，この揺らぎは揺らぎとして共通する勝ち組神経細胞群へとこのさまざまな「水」は収斂していくはずですが，コホーネンの学習則に従う限り，しかしそれでもピンポイント的ないつも同じ「水」は言葉の世界に入る前のヘレン・ケラーには原理的に現れないことになります。それぞれの「水」は，ある程度共通した勝ち組神経細胞と強く結びつくように組織化され，秩序立てられはするでしょうが，一期一会的な揺らぎは組織化されたコホーネン出力層においても残るはずだからです。

　この揺らぎは一種の連続量になります。この連続量が，名づけられることによって離散値になることが，システムの非可逆的で決定的な変質をもたらすのではないか。前章まで名づけることをめぐって考えてきたのは表現を変えればそのことでした。

第11章
犬がもし操作的に診断されたとしたら

　第8章のイデア論をめぐる議論は，カテゴリー論という分野でも類似した議論が行われています。靴とは何かを定義するのに，靴の性質を満たすいくつかの特徴を挙げ，この一群の特徴の大部分を満足するものが靴であるという議論があって，これを分析哲学者と呼ばれている人たちは群概念理論と名づけていることを第8章で紹介しました。ゴットロープ・フレーゲについても第8章で触れましたが，フレーゲの考えでは，たとえば犬であれば，四足であるとか，動物であるとか，毛に覆われているとか，そうした特性を積み重ねていけば犬とは何かということを規定できるということになります。こうした考え方をカテゴリー論では，定義的特性理論と言います。辞書や百科事典は通常はこうした定義的特性理論に基づくコンセプトで基本的には作成されています。群概念理論を紹介した際に，こうした定義を積み重ねて対象を同定しようというやり方は，実際に私たちが日常的に物事を弁別し理解する方法ではなさそうであるということはすでに論じました。カテゴリー論においてこれに代わる議論として提示されているのが，プロトタイプ理論と呼ばれる議論です。まずはこの議論を紹介することから始めたいと思います。

「犬」はまず「原型・犬」から始まる

　ロッシュ[*1]という人は1970年代に，犬なら犬というカテゴリーは，実際には自分が体験した何匹かの犬の原型が基盤にあり，この犬の原型に対する類似性によって犬というカテゴリーが形成されるのだという説を先ほどの定義的特性理論を論駁（ろんばく）する形で提唱し，これをプロトタイプ理論と名づけました。たとえば自分が子どもの時にアシュレイという犬が家にいたとします。そうすると，まずはアシュレイが犬の原型となってアシュレイにどのくらい似ているかで犬とは何かが決まっていくのだという考えです。これを先ほどの学習則に沿って考えてみると，私たちにとって最初の「犬」はとても特殊で偏っていて，それが何匹かの犬体験を経てデルタ学習則に従って誤差を修正しながら犬一般へと近似していくのだと考えるわけです。さらに私たちが「犬」を犬一般として仕上げる道筋の違いによって，それぞれの「犬」は微妙に食い違うことが予想され，犬とは何かについてお互いにおおよそ疎通することはできても，完全に一致することがないことも予測することができます。

　この説の極めて興味深い論点のもう1つは，概念の系列を基礎概念，上位概念，下位概念（特殊概念）の3段階に分けている点です。この概念系列は犬を例にとれば，基礎概念が「犬」，上位概念が「動物」，下位概念（特殊概念）が「ボルゾイ」といった具合になり，この中では通常は犬の水準が最も実生活の上では汎用されます。この階層区分は固定的なものはなく，たとえばボルゾイ専門家にとっては（そういう専門家がいたとしてですが），ボルゾイのさらに下位分類があって，ボルゾイが基礎概念になるということも当然ありうるわけですが，一般的な人の日常生活にとっては目の前にいるのが犬かどうかが大抵の場合は重要で，それがボルゾイやシ

[*1] Eleanor Rosch (1938-)。カリフォルニアのバークレイ大学心理学教授。パプア・ニューギニアなどでの文化人類学的研究からプロトタイプ理論を創設する。

ベリアンハスキーにいちいちばらばらにされて括られることはむしろ効率が悪いことが予想されます。つまり私たちの日常生活においては，適度な粗さの最適なカテゴリー化の度合いというものがあって，基礎概念というのは，そこを一括して取り扱うと最も効率よく現実をサマリーできるカテゴリーだと考えることができます。

苺サバイバルからいかにして人生を学ぶか

　第10章で触れた心の数式の中で，まだ紹介していなかったラメルハートのバックプロパゲーション学習則についてここで取り上げてみたいと思います。これは，デルタ則の入力層と出力層の間に，さらに中間層を加えたものです。ここでは神経回路網の生成の過程ではなく，できあがった神経回路網として図案化してあります。

　たとえば，私の今5歳の娘は苺が大好きなのですが，やはり苺好きの小学校2年生のお兄ちゃんがいて油断をすると大部分の苺を取られてしまうという厳しい苺環境の中で暮らしています。この苺環境には，完全に腐った苺，少し腐った苺，1個の苺，複数の苺，食べきれないほど沢山の苺といったさまざまなバリエーションがあり，さらにこの苺環境に対する応答についても，捨てる，唾をつける，素早く兄から隠す，楽しんでゆっくり食べるといったさまざまな出力を考えることができます（図11-1）。前章で紹介したデルタ学習則に従って，それぞれの苺事情を比較的忠実に反映してそれぞれに対して特定のパターンで発火する入力層があり，そのそれぞれが出力層のさまざまな選択肢に対してシナプスの伝導率の変化によって再組織化されていくはずです。しかし，さまざまな苺環境とさまざまな選択肢の中から最適の選択肢をデルタ則によって選び出していくのには随分手間がかかります。そして，苺を最適な形で確保するには，素早い対応が必要なことは間違いありません。そこで新たな戦略が考え出されます。それが図11-2に模式化した中間層の導入です。

　もともと中間層がなかった場合には娘は入力層と出力層の間にたとえば

```
接続数＝49
```

少しの苺
少し腐った苺
沢山の苺
1個の苺
完全に腐った苺

入力　　出力

唾をつける
兄から隠す
手元に確保する
楽しんで食べる
舐めてみる
つまんでみるだけ
捨てる

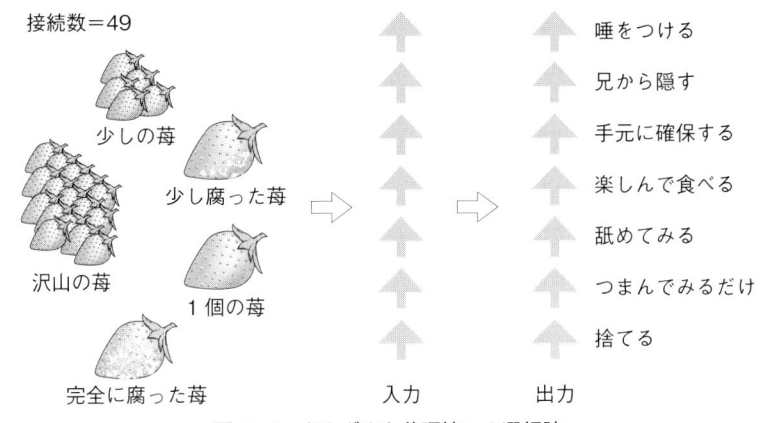

図11-1　さまざまな苺環境への選択肢

7×7＝49個の接続を持っていたはずですが，この中間層が導入されることで7×3×2とそれを42個に効率化することができます。さらに，この中間層で腐った苺系，少ない数の苺系，沢山の数の苺系の3系統を括り出すことで，腐った苺は捨てる，苺が少なければ素早く兄に横取りされないように隠す，苺が沢山あったら味わってゆっくり食べるという人生をより快適に過ごすための素早い選択が可能となります。しかも私の娘は，5歳にして苺から学んだこの教訓を，場合によってはこれから先，何十年にわたって人生の困難な局面に直面した時に応用していける可能性があります。つまり沢山の苺と差別化されて一般化された少ない数の苺は，分けるとなくなるくらい少ない物は見つからないうちに隠せという新たな意味を，この中間層の出現によって獲得することになったわけです。

苺サバイバルから人生を知るには適度な中間層の数がいる

　では，そんなに中間層が人生を効率化してくれるなら，神経細胞間の接続の数をもっと減らして神経系全体にかかる負荷を少なくし，加えて強力な一般化を推し進めるために，もっと介在する中間層の数を減らしてはど

接続数＝42

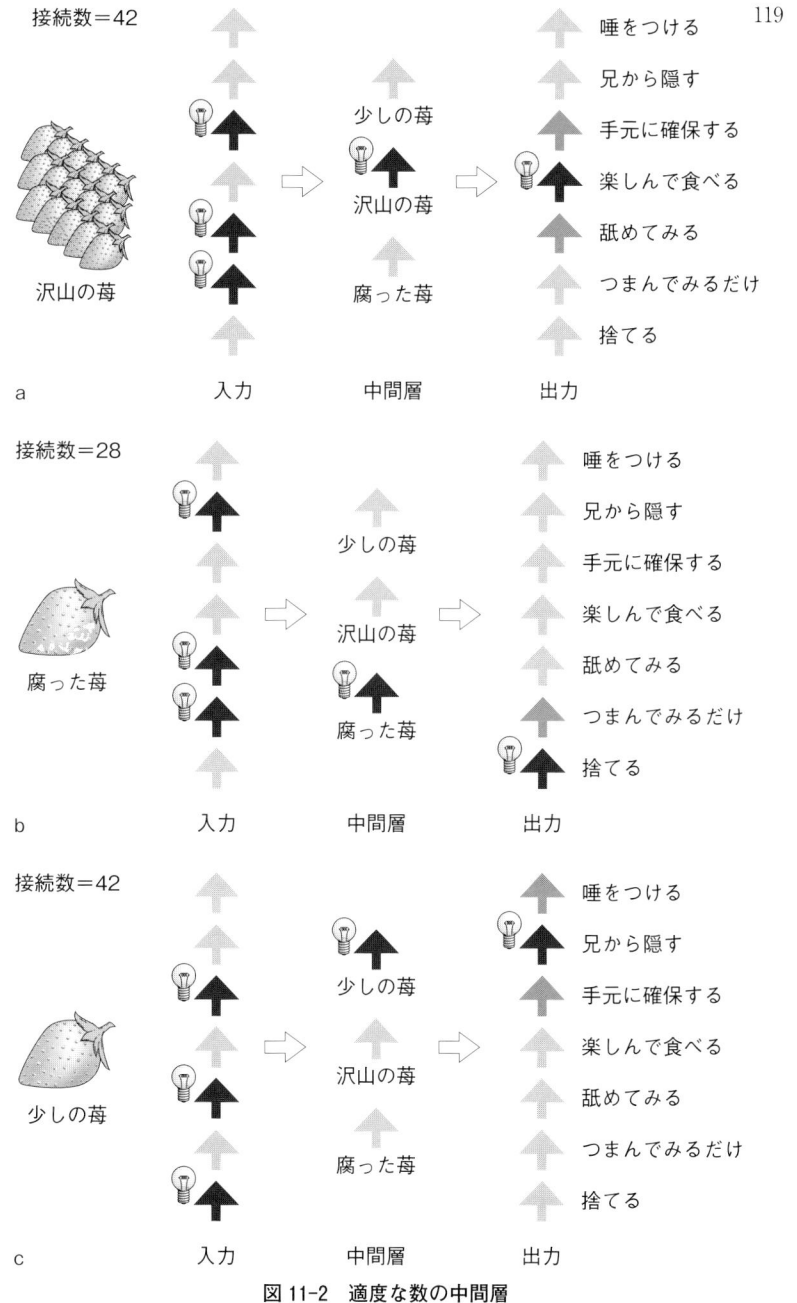

a 沢山の苺　入力　中間層（少しの苺／沢山の苺／腐った苺）　出力（唾をつける／兄から隠す／手元に確保する／楽しんで食べる／舐めてみる／つまんでみるだけ／捨てる）

接続数＝28

b 腐った苺　入力　中間層（少しの苺／沢山の苺／腐った苺）　出力（唾をつける／兄から隠す／手元に確保する／楽しんで食べる／舐めてみる／つまんでみるだけ／捨てる）

接続数＝42

c 少しの苺　入力　中間層（少しの苺／沢山の苺／腐った苺）　出力（唾をつける／兄から隠す／手元に確保する／楽しんで食べる／舐めてみる／つまんでみるだけ／捨てる）

図 11-2　適度な数の中間層

うでしょうか。たとえば苺問題解決装置は，腐った苺と腐っていない苺の2種類の中間層だけで十分に機能するようにも思えます。接続数はその場合，$7 \times 2 \times 2 = 28$ と飛躍的に減らすことができます（図 11-3 b）。娘が一人っ子であれば，たぶん，中間層はこの数で適切なのだと思います。しかし，苺好きの兄がすぐ傍にいるのですから，苺が1個しかないのにゆっくりと味わって食べようなどと思っていたら，そもそも彼女の口には苺は入らない可能性が十分あります。ともかく兄が苺の存在に気づいていないうちに，苺をどうにかしなければなりません。苺好きの兄を持っている彼女にとってこの3個から2個への中間層の間引きは苺獲得競争においては致命的となる可能性があります。

　では兄との生存競争を勝ち抜いて苺を食べるには，中間層の数をもっと増やしてはどうかという考えもあると思います。図 11-4 はその例で，苺がどの程度あるかでもっと細かく中間層の数が増やしてあります。たとえば苺が 5, 6 個だったらお兄ちゃんがやっぱり盗ってしまうかもしれないから手元に確保しておいて，苺が 10 個以上もあればいくら何でも大丈夫だろうからゆっくりと楽しんで食べるといった細かい場合分けが可能になります。しかし，この場合，接続数は $7 \times 6 \times 2 = 84$ にもなって中間層を挟まない時よりもさらに増えるうえに，一期一会的な状況ごとにいちいち決まりごとを決め直さなくてはなりません。さらに重要なことは，こうした細かい括りからは，中間層が適当な少なさであった場合のような画然とした教訓は生まれて来ず，今後の人生の教訓として苺から学んだことを一般化して役立てることができなくなってしまうことです。つまりは私の娘にとって，中間層を適切な数へと間引きすることは，厳しい現在の苺環境を生き抜き，さらに苺において学んだことをこれからの人生を生き抜くのに生かすのには死活的に重要なことであるとラメルハートの学習則は主張していることになるのです。

図 11-3　少なすぎる中間層

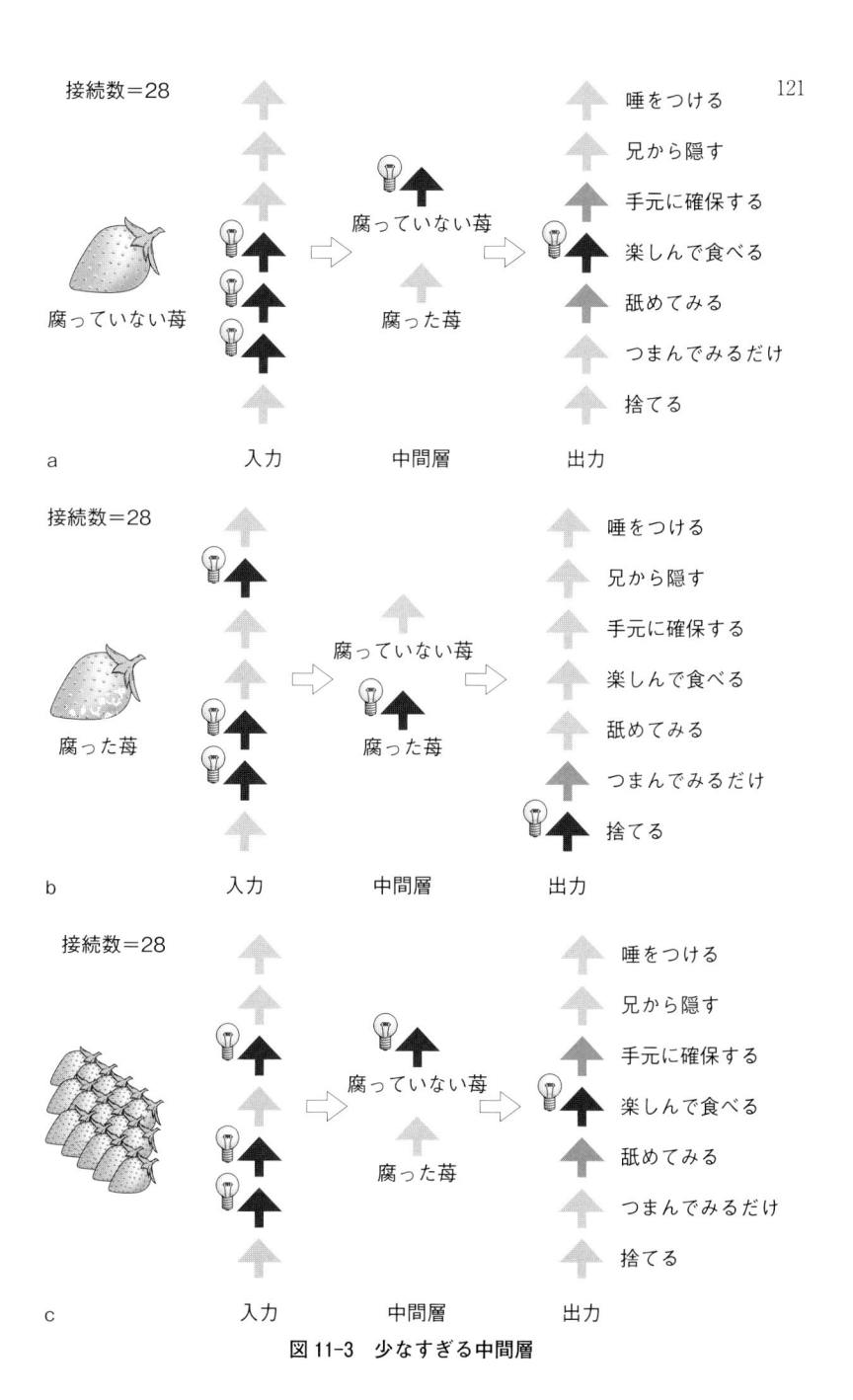

122　犬がもし操作的に診断されたとしたら

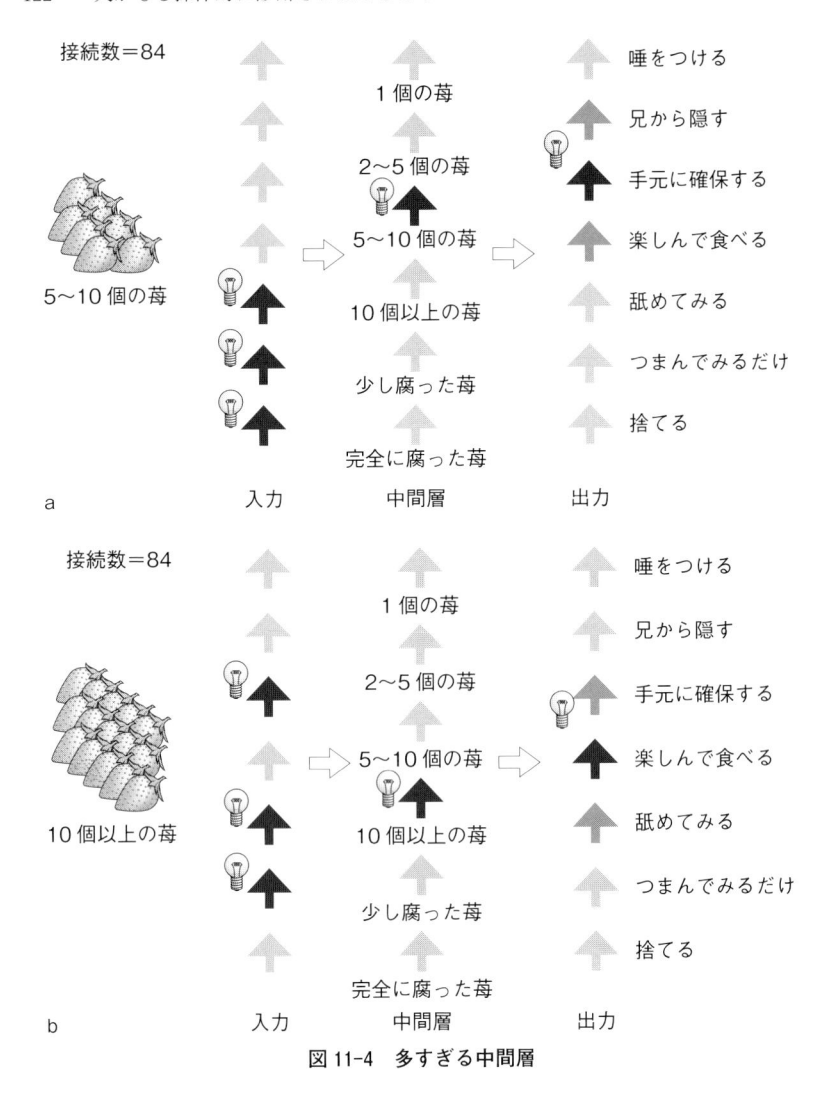

a

接続数＝84

5〜10個の苺

入力　　中間層　　出力

1個の苺
2〜5個の苺
5〜10個の苺
10個以上の苺
少し腐った苺
完全に腐った苺

唾をつける
兄から隠す
手元に確保する
楽しんで食べる
舐めてみる
つまんでみるだけ
捨てる

b

接続数＝84

10個以上の苺

入力　　中間層　　出力

1個の苺
2〜5個の苺
5〜10個の苺
10個以上の苺
少し腐った苺
完全に腐った苺

唾をつける
兄から隠す
手元に確保する
楽しんで食べる
舐めてみる
つまんでみるだけ
捨てる

図 11-4　**多すぎる中間層**

中間層を間引きすることで得られるものと失われるもの
―アスペルガー的知性が語ること

　しかしこの厳しい環境を生き抜くためには最適の効率化が，他方で大きな代償をもたらします。苺環境をいったん3種類の系統に中間層を通して整理してしまうと，苺との出会いの一期一会性はなくなり，「苺のことはもうわかった」ことになり，さまざまな苺環境は自動的に中間層を通して整理されてしまって，苺の前に立ち止まって考えるということはできにくくなります。いったん苺環境が整理されて秩序立った苺世界が確立されると，苺との出会いには功利性が優先され，少なくとも苺はもはや好奇心をそれほど掻き立てなくなるでしょう。さらに苺環境についてそれ以上知ることへの必要性は，とりあえずはなくなることになります。

　高機能自閉症，あるいはアスペルガー症候群[*2]という思考形式を持っている人たちのことが最近，よく話題になりますが，アスペルガー的な知性を持っている人達の中には，中間層の数を間引きしないという戦略が脳によって選択されている場合があります。実際に，こうした戦略を選択した脳では記憶を司る中枢である海馬が，神経細胞の間引きが起こらないために膨らんでいるという観察もあります。中間層を間引きしないことから直接帰結する最も端的な例の1つが，ロッシュの言う基礎概念，すなわち，ボルゾイ‐犬‐動物の系列の中の「犬」が何かが，構造的にわからなくなることです。

　多数の中間層の存在は，ボルゾイのように大きさや形の識別点が犬よりも遥かに多い特殊概念を個別に蓄積していくのには極めて適しています。つまり，入力層の刺激を比較的直接的に反映する特異性の高い事象で，かつ可能であれば個体間のばらつきができるだけ少なく刺激として常に一定

[*2] 発達障害の一種。他者の気持ちに自然に感情移入することができない。典型的な自閉症に見られるような言語障害，知的障害は目立たない。1944年，オーストリアの小児科医ハンス・アスペルガーによって初めて報告された。

の入力層の神経細胞を発火させるような事象が特に好まれることになります。ですから，ボルゾイよりさらによいのは，電車や車などの人工的に大量生産されていてほぼ個体間のばらつきがないもので，それも車とか電車とかいった基礎概念ではなく，カイエンとかパジェロといった特殊概念が最も適していることが予想されます。

　ロッシュの上位概念，たとえば上の例で言うならば，「動物」は直接的な知覚の対象ではなくて，むしろ概念操作によって定義可能な抽象です。アスペルガー的知性にとって，これは受け入れ可能です。またすでに言いましたように，ロッシュの系列での下位概念（あるいは特殊概念）もまた，いくつかの具体的な特性の集積によって，つまりは定義的特性理論に従うような仕方で同定ができるのでこれも比較的接近しやすい概念となります。最も困難を極めるのは，繰り返しになりますが，プロトタイプ理論によってしか接近が難しい基礎概念「犬」であって，そのことについては非常に有名な逸話をアスペルガー的な知性を持った著明な動物学者であるテンプル・グランディン[*3]が自らの体験談として紹介しています。

　彼女は最初犬をそれと同定することができず，犬と猫の違いをまずは犬は猫より大きいとしてしか理解することができなかったと語っています。そして，犬という種に共通なのはその鼻の特徴であるということを徹底した比較検討の結果発見し，それによって犬をうまく同定することができるようになったと報告しています。この方法は明らかにロッシュの系列で言うならば，特殊概念（下位概念）に有効な仕方であって，通常行われているプロトタイプの形成はスキップされています。いわばグランディンは定義的特性理路に従って，操作的に「犬」を定義しようとしているのだとも言えます。

　プロトタイプ理論では，今まで自分が犬とは思っていなかったものが実際には犬であってもあまり問題ではありません。中核の「典型」犬があり，

[*3] Temple Grandin (1947-　)。アスペルガー症候群の動物学者。家畜を含めた動物のストレスを減らすための施設の設計も行っている。

「辺縁」犬は無限に裾野で広がっていってもよいからです。そして「辺縁」犬が多数出てくれば，単に典型のメジアンがずれていくだけのことです。これに対して定義的特性理論（あるいは操作的診断）では，例外犬の出現は致命的です。1つの例外は分類の原理となる規則そのものを脅かすからです。これは大変に窮屈な戦略ですが，他方で，出会う対象すべてに対する本来の一期一会性は色濃く残すことができることになります。つまりは，『動物感覚』[1]の中でグランディンが描出しているように，うまくいけば世界はいつまでも生き生きと新たな出会いに満ちることになるのです。

文献

1) Grandin T, Johnson C：中尾ゆかり（訳）：動物感覚―アニマル・マインドを読み解く．日本放送出版協会，2006

第12章
プライミングとジョン・ヒューリングス・ジャクソン

「私は薔薇を思う私を思う"I think I think of a rose"」というのは，有名なジョン・ヒューリングス・ジャクソン[*1]の言葉です。ジャクソンは19世紀末のイギリスの神経科医で，失語症とてんかんに関して卓抜な業績を残しています。19歳で医師の資格を取得した後，哲学への転向を真剣に考えたことは，ジャクソンのその後の神経学との関わり方におそらく大きく影響を与えています。

神経科医としてのキャリアを通して，ジャクソンが最も関心を持って取り組んだのが，「私は薔薇を思う私を思う」という自意識が神経学的にはどこから生じてくるものなのかという問いでした。「私は薔薇を思う私を思う」とは，デカルトのコギト，あるいは最近の表現で言うならばクオリアに近い事象を指しています。ジャクソンは心身並行論者でしたから，ジャクソンの問いとは，「我思う，故に，我あり」という自意識の生成と対応するのは，脳におけるどのような事象かという問いかけであったと言い換えることができると思います。意識について論じる場合には，必ずまずは意識という言葉でどんな意識のことを言っているのかをはっきりさせ，自分が論じようとしているのはどういった意識のことかを断っておかないと問題が混乱します。ここで私たちが話題にしようとしているのは，

[*1] John Hughlings Jackson (1835-1911)。イギリスの神経科医。脳損傷とてんかんのための国立病院であった Queens Square で長年勤務した。

睡眠・覚醒を司る覚醒性*2の意識のことではなくて，私が何かを行う時に，それに寄り添うようにして随伴するそれは自分がしているのだという自覚，再帰性の意識と呼ばれているほうの意識のことです。

　ジャクソンの自意識の問題へのアプローチは，当時の一般的な脳科学者の考えと比べると際立って独特のものでした。当時の一般的な考えでは，意識と無意識の間には質的な断裂は想定されておらず，照明の照度を次第に落としていくとある時点からは舞台にいる登場人物や置いてある置物が見えなくなるように，意識から無意識への移行，あるいはその逆は連続した量的な変化であって，意識と無意識の間に特段の質的な断裂を認めない立場が支配的でした。ジャクソンの考えはこれとは大きく異なっていました。ちょっとラフに素描すると，ジャクソンの主張はこうです。つまり，眼前の対象による刺激が脳に加わると，眼前の対象との類似性によって喚起される複数の並列的・萌芽的前駆体が活性化され，これらの萌芽的前駆体が適者生存"survival of the fittest"によって，最終的に語を媒体として，命題的に整序"prepositional order"されうる形をとって表出される。つまりは，言葉を媒体としての表出運動こそが，「薔薇を思う」私たちに常に寄り添う自意識の脳における等価物であるというのが，ジャクソンの主張であるともいえると思います。ここでは，類似によって活性化された複数の並列的・萌芽的前駆体と最終的に1つの語を媒体として表出された最終産物の間には，決定的な質的断裂が想定されています。ジャクソンは無意識という言葉をことさらに用いているわけではありませんが，ジャクソンにおいて意識と無意識の間には決定的な段差があり，無意識が一種連続的・定量的な性格を残しているのに対して，意識は完全に離散的な性質を帯びており，いわば，アナログからデジタルへの切り替えに比することのできる決定的な変化がそこでは起こることがジャクソンのモデルでは予想されます。

---

*2 vigilance。覚醒性という術語は，意識の問題を神経学的に対処可能な，睡眠・覚醒の度合いに限定し，上行性網様体賦活系の局在徴候としてとらえ，ハードプロブレムとしての自意識から切り離そうという戦略から生まれた。

プライミング実験を通してジャクソン理論を考える

　ジャクソンの発想をもう少し具体的に思い描くのには，プライミングと呼ばれる心理実験を紹介するのが役立つように思います。プライミングという実験はごく簡単に言うと，最初にたとえば夏目雅子の写真を見せておいてからマリリン・モンローの写真を見せた時のほうが，最初からマリリン・モンローの写真を見せた時よりも，この写真がマリリン・モンローだとわかるまでの反応時間が短縮されるという観察を原理とした実験手法です。夏目雅子の写真を私たちが見ると，ごく短い間ですが私たちの脳は夏目雅子に向けて調律されてしまいます。ですからこのごく短い間に，同じ女優であるマリリン・モンローの写真を見せられると，最初からマリリン・モンローの写真を見せられた時と比べて，あらかじめ脳はマリリン・モンローを見ることを予想して待機した状態にあり，このためマリリン・モンローだとわかるまでの時間が短縮されるのです。こうした短縮効果を正のプライミング効果，こうした実験手法を間接プライミングと呼びます。

　図 12-1 はキリンを図版として提示した時のプライミングの様子を模式図にしたものです。最初は類似によってさまざまなキリンと関連する神経細胞コラムが各所で賦活されます（a）。その後急速に，キリンとより直接的な意味関係のある神経細胞コラム（模式図では，シマウマ，ライオン，ゾウなど）を除いて賦活は減衰します（b）。最後に，ジャクソンの表現を借りるならば，「突然，青天の霹靂のように」，それまでのプロセスは全く意識に上ることなく，提示された図版が「キリン」であることが，「言語という衣をまとうことで」明確になります（c）。ジャクソンは（b）の段階から（c）の段階に移行する行程を「適者生存」と表現しています。

　第 9 章で脳の学習則について考えてみましたが，あの議論を下敷きにすると，ジャクソンの適者生存という表現にはおそらく若干の補足が必要です。コホーネンの学習則のことをここでもう一度思い出していただきたいと思います。外界の刺激が入力層に写し取られる時の類似性によって，コ

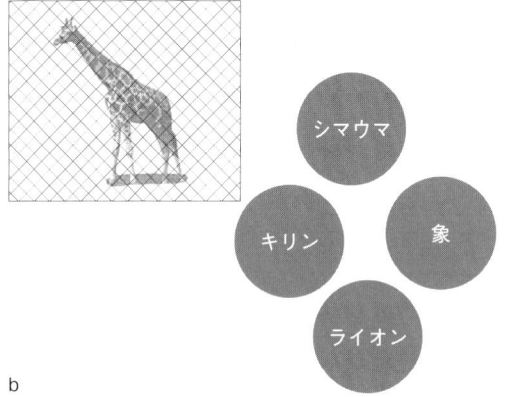

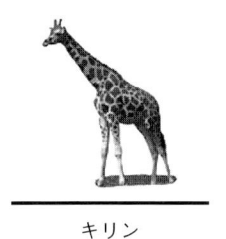

130　プライミングとジョン・ヒューリングス・ジャクソン

　　　　　　　　　　　　　　　　　　　　　　　切干大根

　　　　　　　　　　　シマウマ　　　　　　キリマン
　　　　　　　　　　　　　　　アフリカ　　ジャロ
　　　　　　　キリン　　象　　　　　　バナナ
　　　　　　　　　　　　　　　　黄色
　　　　　　　　　　ライオン

a

　　　　　　　　　　シマウマ

　　　　　　　　キリン　　象

　　　　　　　　　　ライオン

b

キリン

c

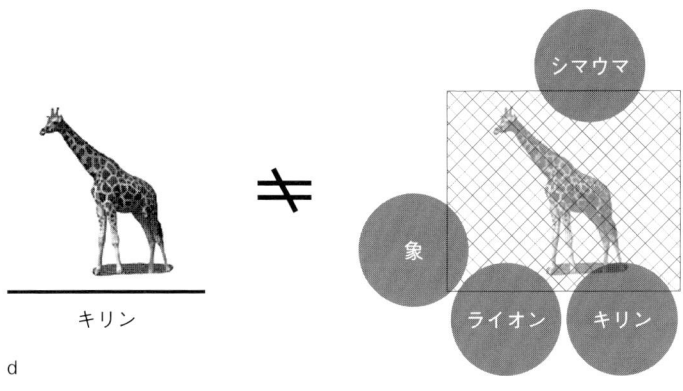

図 12-1　プライミング

a：類似による賦活：キリンが連想されるさまざまの結節が賦活される。その中には，キリンと直接的・一般的な意味関連を持つ「シマウマ」「ゾウ」「ライオン」のようなグループ（最も濃く塗った円），より間接的で個人特異的な意味関連で連なる「アフリカ」「黄色」「バナナ」のようなグループ（薄い色の円），音韻による語呂合わせで連想される「切干大根」「キリマンジャロ」のようなグループが含まれている。

b：適者生存：音韻による語呂合わせで賦活されたグループの結節や間接的で個人特異的な意味関連で連なるグループは速やかに興奮を抑制され，直接的・一般的な意味関連を持つ「キリンのようなもの」のグループが適者生存によって生き残る。

c：目標語が産出：「キリンのようなもの」から，最終産物としての「キリン」が言語の衣をまとって意識にとっては青天のへきれきのように析出する。

d：名づけられた「キリン」と名づけられる以前のキリン：最終産物の「キリン」と「キリンのようなもの」には質的な断裂がある。「キリン」は常に同じものとして反復するのに対して，「キリンのようなもの」はその都度似てはいるが微妙に異なる一期一会的な何かとして出会われる。

ホーネン出力層ではたとえば水と雨のように類似したものを表象する神経細胞（正確には一群の神経細胞からなる神経細胞コラム）同士が次第に近くに集まるように自己組織化が行われ，互いの接続を強化し合ううちに，勝ち組神経細胞コラムグループを形成していきました。夏目雅子とマリリン・モンローは私と同じ世代の生まれの人たちの間ではたぶん同じ勝ち組神経細胞コラムグループに属するような形で組織されていて，そうなるとマリリン・モンローに対する特定の神経細胞コラムが発火した時には，夏目雅子神経細胞コラムも同時に興奮することになります。この標的以外の

隣接した対象に対する同時的賦活こそが，まさにプライミングなわけですが，しかし水と雨がそうであったように，密接に関連して賦活されるとは言っても，勝ち組の中でもマリリン・モンローに対して最大の入力を与えられる神経細胞コラムと夏目雅子に対して最大の入力を与えられる神経細胞コラムは，マリリン・モンローが提示された時に同様の強さで賦活されるわけではないことも重要です。

　たとえばキリンが提示された時には，すでにあらかじめキリン神経細胞コラムが最も大きな入力の総和を入力層から受け取るようにシナプスの伝導効率は組み替えられているのであって，ジャクソンが表現しているように複数の萌芽的前駆体が同じ資格で適者生存を繰り広げるというのとは少しイメージが違います。つまりキリンであれ，マリリン・モンローであれ，入力層に与えられた時点で，学習がすでに完了している場合には，どの神経コラムが最終的に最大の勝利をおさめるかはあらかじめ決まっているのであって，この適者生存競争は競争のように見えても出来レースだともいえます。しかし，ジャクソンの主張の根幹にある重要さはそれでも変わらず残ります。つまり，「キリン」という言葉が音表されるか，少なくとも明確に「キリン」という意味が現れる以前には，「キリン」はいまだ存在しないのであって，並列的・萌芽的前駆体としての「キリンのようなもの」があるだけだという点です (d)。この名づけられることの前と後での認知の質の変化の話は，第6章で視覚失認の症例を取り上げてすでに議論しました。

　ここで重要なのは，並列的・萌芽的ということの実体です。つまり，図12-1dの左辺と右辺がどのように異なっているかです。映画『七年目の浮気』の中で，マリリン・モンローが地下鉄の通気口に立ち，白いスカートがふわりと浮き上がる有名なシーンがあります。その場面のマリリン・モンローを見て，実際にはさまざまな神経細胞コラムが並列的に賦活され，時には発火すると考えられます。女性の下着に対する性的な関心，コスモ石油，いやそれは丸善石油といったはずだ，小川ローザ，地下鉄の通気口の独特の臭い，離婚，大リーグなどなど。たとえばもっと若い人であれ

ば，菊川怜，サザンオールスターズなどなど。こうした並列的・同時的に脳内の各所で賦活される神経細胞コラムの多くは，賦活されたことを意識されないうちに，何事もなかったかのように極めて短時間で再び元の活動水準へと戻ってしまいます。しかし，一度の通電でもそのたびごとに，わずかにではありますが系の伝導効率の組み換えが行われ，その通電の痕跡を残すのが，脳という通電器の特徴です。場合によっては，『七年目の浮気』のマリリン・モンローを見ることで，マリリン・モンローを見た時にどの神経細胞コラムが勝ち組に入るのかが修正を受ける可能性もあります。しかしそうした組織の組み換えの大部分は私たちが知らない間に進行しています。

領域横断的ワーキングメモリと再帰性意識

　図 12-1 d の左辺に戻りましょう。苧阪[1, 2]は，左辺のような意識を，ワーキングメモリと関連づけて理解しようとしています。ワーキングメモリというのは，コンピュータの CPU（Central Processing Unit）にある程度準えることができるような機能です。CPU は，情報の処理を行う時に記憶装置に貯蔵されたデータを演算・加工する場所で，1 回の命令で処理できるデータの量によって 8 ビット，16 ビット，32 ビットなどとその性能を表現されます。ワーキングメモリと CPU のどこが似ているのかと言えば，第一に現時点において必要な情報がその限りにおいて活性化され処理されること，第二に容量に厳しい制約があるということで，この 2 つの特質はワーキングメモリの特徴とよく一致します。ワーキングメモリには下部構造と上部構造があり，下部構造を構成する領域依存的ワーキングメモリ（視覚モジュールなら視覚に，音声モジュールならば音声に特化しているという意味）が並列的・同時的な処理を行うのに対して，上部構造を構成する領域横断的ワーキングメモリでは容量の制約がさらに厳しくなり，並列処理ができない（すなわち継時的・直列的にしか課題処理ができない）という特徴があります。そして図 12-1 d の左辺，すなわちジャク

ソンの再帰性意識は，苧阪説では，この領域横断的ワーキングメモリに重ね合わせて考えることができるのではないかと想定されています。

記憶というものを，潜在的にシナプスの伝導効率として脳の内部に符号化されているが現時点では活性化されていない情報と等価であると考えると，広く捉えればワーキングメモリとは記憶の対立軸であって，記憶の一部が現時点での必要に応じて極めて容量制約的に現在遂行中の課題を処理するために一時的に活性化されている状態であると捉えることができます。図 12-1 d の左辺も右辺もそういう意味ではワーキングメモリの状態ではあるわけですが，人において特権的に発展した自意識は領域横断的ワーキングメモリと関連しているのではないかと苧阪の学説は読めるわけです。

最終産物としての左辺「キリン」の特質は，苧阪の学説を借りると若干明確になります。それは，極めて容量制限的で継時的・線形的であり，領域横断的な性格を持っている今，ここで処理中の何事かです。

文献
1) 苧阪直行：意識とは何か―科学の新たな挑戦．岩波書店, 1996
2) 苧阪直行（編著）：意識の認知科学―心の神経基盤．共立出版, 2000

第13章

心は開かれた形で生まれ，後に閉じることを学ばれる
並列処理の直列化

　名古屋に東山動物園という動物園があって，昭和30年代にはゴリラショーでにぎわっていたそうですが，今はもう行われていません。比較的最近の東山動物園のスターは，重吉・福子と名づけられたカバのカップルだそうです。私も少し前まで時々子どもを連れていき，東山動物園にはお世話になっていました。その感謝の気持ちも込めて，ゴリラの重吉と福子というフィクションを作ってみました。脚本のネタ元はダニエル・デネット[*1]という人の学説です（図13-1）。

　ある時，ゴリラの重吉は苦手な大型犬が向こうから近づいてくるのに気づきました。敵（犬）を目の前にして，重吉のさまざまな神経細胞コラムが並列的に賦活されます。犬の臭いに反応して発声し，その姿を視認する，木に登って逃げるといった脳内のさまざまなシステムがそれぞれにその仕事を遂行しますが，特に他のシステムが自らの発動の妨げにならない限り，おのおののシステムは，可能な限り素早く目的を完遂するために，相対的に独立して機能しています（a）。重吉は，この危険な敵の接近を愛する福子にも教えようと思います。そこ

[*1] Daniel Clement Dannett（1943-　）。アメリカ人哲学者。タフツ大教授。

136　心は開かれた形で生まれ，後に閉じることを学ばれる

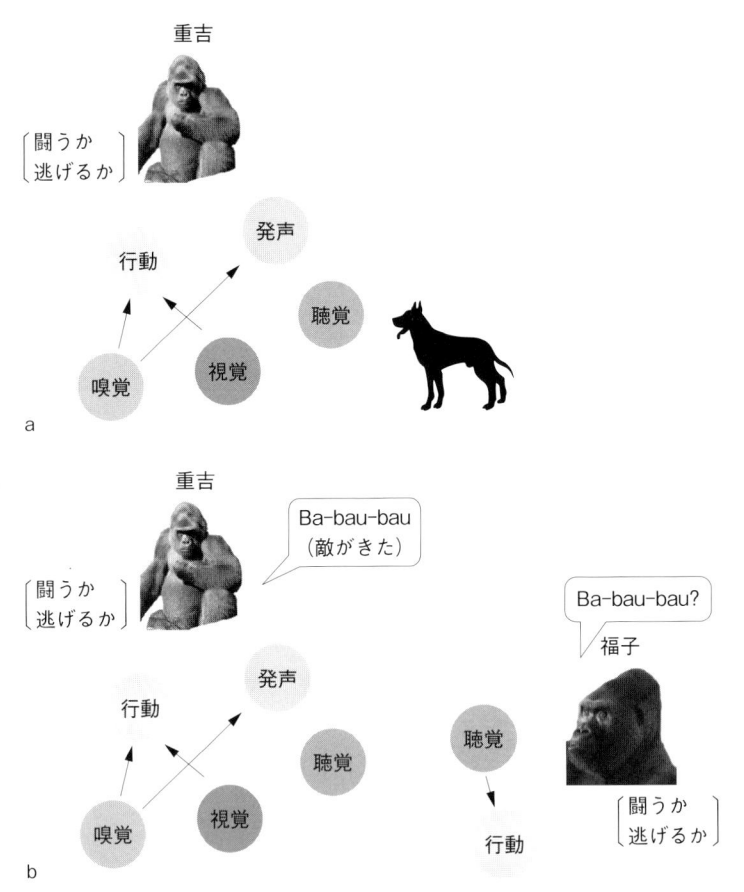

図13-1　並列処理の言葉による直列化

a：敵の来襲：重吉の脳内のさまざまなのモジュールが敵（犬）の来襲に備えるべく同時にすばやく賦活され，並列的に発動する。

b：敵の来襲を知らせる：重吉は福子へ敵の来襲を知らせるべく，合図の声"Ba-bau-bau"を送る。

c：合図の声が自分に帰ってくる：福子に敵の来襲を知らせるために発した"Ba-bau-bau"という声は，重吉自身にも聞こえ，重吉の脳の再出力され，並列的に発動されていた諸機能が"Ba-bau-bau"として直列的に総括される。

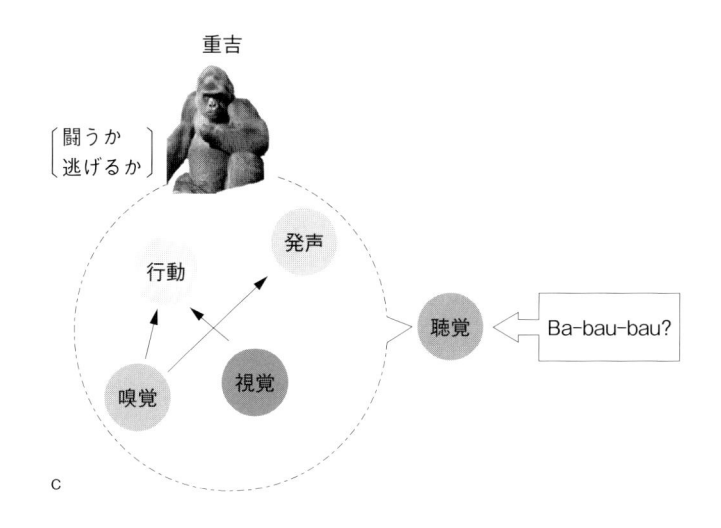

で「Ba-bau-bau」と福子にも呼びかけます。福子は敵の接近を知って、素早く近くの木に登って逃げます (b)。この福子に危険を伝えるために発せられた「Ba-bau-bau」という発声は、しかし他方で重吉自身の耳にも届きます。その結果、重吉は犬の出現とともに起こったさまざまな機能系の活動を押しなべて「Ba-bau-bau」と表題づけすることを学んだのです (c)。

相対的に並列的・相互独立的に機能していたさまざまな脳内の活動系を外部から一連の音素で1つに括って表題づけすることを、デネットは直列化と呼び、生き残りのための大きなアドバンテージをこの直列化はもたらすと考えました。そしてこの直列化による関連諸機能の統合こそが、意識するということの本体であると考えたのです。これはジャクソンの考えに似ています。さらにこのモデルのおもしろい点は、人の心の開かれ方に関して、フッサールなどの理解とはちょうど逆に、心は開かれてあることから始まって、一定の成熟を待って初めて閉じる能力を獲得するのではないかという考えに連なる点です。

再帰性意識はあらかじめ開かれてしまっている

　図13-2aに身体という壁によって隔てられた重吉と福子，彼らの子どもという個体を例示してあります。フッサール流の理解からすると，身体という蛸壺の中にいた「私」・重吉が，私自身の状態を省みて，きっと隣にいる福子も恐ろしい犬を見た時に私と同じ恐ろしさを感じたに違いないと感情移入して心を開いていくというストーリーが展開されます。ですから，自閉という言葉を使う場合に，対人交流的に開かれた状態という適応し成熟した状態から，対人交流が閉ざされた不適応な状態へと「退行する」というニュアンスが，この蛸壺理論には常に伴います。つまりこの考えからすれば，赤ん坊は完全に身体という蛸壺のうちで自閉していて，成長とともに他者に対して開かれていくのだということになるはずです。

　『ことばの前のことば』というやまだようこの本について触れた第7章のことを思い起こしていただきたいと思います。『ことばの前のことば』的に言うならば，私という現象の出発点としての赤ん坊には自閉された「私」というものはなかったはずです。赤ん坊の「私」は，人と人が織り成す共同体の中の1つの結節点のような形で存在していて，共同体の揺れや動きにただただ共鳴し，開かれている存在であり，そうした共鳴の仕方を「うたう」という言葉でやまだは表現していました。

　図13-2bに進みます。繰り返しになりますが，重吉が福子に発した「Ba-bau-bau」という音の連なりは，このゴリラの家族においては，犬とか危険とかそういった状況を表す「言葉」として共同体の中で流通していたと先ほどの話の中では仮定されていました。状況「犬」に対して並列的・独立的に活性化されていた重吉，福子，右端の子どもゴリラそれぞれの脳内発火の有り方を「Ba-bau-bau」という音の連なりが1つのまとまりとして括ります。この括りの効果として，意識が生ずるのだというのがデネットのモデルの要約ですが，ここで生ずる意識は「私」の意識だと考えられています。

再帰性意識はあらかじめ開かれてしまっている 139

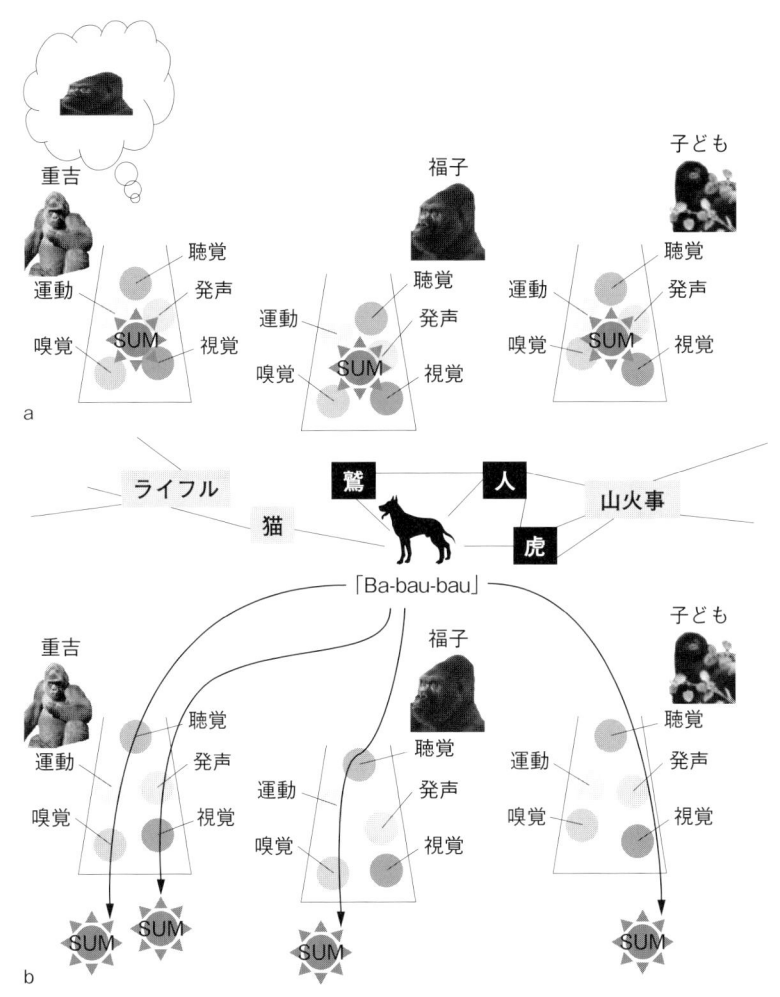

図13-2 デネットの「私」とフッサールの「私」

図中のSUMは，デカルトの「われ思う，ゆえにわれあり」"cogito ergo sum"のSUM。「私が存在する」という意味

a：フッサールの「私」：重吉，福子，子どもゴリラの「私」はそれぞれ蛸壺のように隔てられていて，自分はこうなのだから多分相手もそう思っているのだろうという感情移入という仕方で他者のことを想像するのが対人交流になる。

b：デネットの「私」：共通のコードが脳の並列的に作動する諸機能を直列的に括り直す効果としてその都度，「私」は生ずる。したがって，「私」が私を了解できる程度には，「私」は他者をあらかじめ了解でき，他者も「私」をあらかじめ了解できることになる。

真偽のほどは別にして，このモデルのおもしろいところは，そもそも再帰性意識はその由来からして外からやってきたものだという観点です。つまり，現象学の対象になるような明晰な意識というものは，共同体の規約によって貫かれることなしには成立しないという点がここでは重要であり，領域横断的ワーキングメモリはそもそもその成立の由来からして外部依存的なのではないかという論点です。原理的には「あなたが理解できる限りにおいて私は私自身を理解することができるが，あなたに理解できないような私は，私自身にも理解はできない」ということを，このことは意味しています。統合失調症の精神分析的研究の草分けとして有名なヴィクトール・タウスク[*2]は，最初の嘘をつくことで，子どもは自分の心を他の人の心から初めて明確に区別することができる，つまり孤立した蛸壺的自我は発達の随分後になってからようやく学ばれるものだということについて言及しています。嘘をつくことによって私は私をあなたから閉ざすことはできますが，そうやって意図的にあなたから私を遮断しない限り，私はいつもあなたに向けて開かれてしまっているという私というものの基本的な構図がこのことからは透けて見えます。

　統合失調症の病理においては，私の心というものがそもそもその成り立ちにおいては剥き出しなものであり，基本的に私が私について知っていることは，すべてあなたにも知られているというこの構図が突出してしまいます。タウスクは，「問題はなぜ自分の考えが他人に知られてしまうと思えるのかということではなく，なぜ人々は自分の考えを他人が知らないなどと深く信ずることができるようになったのかということです」というフロイトの言葉に言及しています。この言葉からわかるのは，初めには閉ざされた「私」というものがあって，「私」について直接分かるのは私だけだと私たちは思い込んでいるのだけれど，「私」はその起源においては，ひど

[*2] Viktor Tausk (1879-1919)。ハンガリー人の精神分析家。最初期に精神病への精神分析的見解を表明した。フロイトと袂を分かった後，サロメとフロイトとの複雑な三角関係，ヘレーネ・ドイチュがフロイトの命を受けてタオスクへの治療を中止したことなどが引き金になって自殺を遂げた。『統合失調症における影響する機械の起源について "On the Origin of the 'Influencing Machine' in Schizophrenia"』が有名。

く剥き出しなものだという見解をフロイトもまた持っていたということです。

アンリ・エイの自己意識，ダマジオのコナトゥスは，再帰性意識ではない

　並列処理の直列化を，私という現象の生成と重ねて考える場合，取り上げておかなければならない問題がもう１つあります。デネットにおいては，言葉を媒介として脳内で並列的に発火しているさまざまな神経細胞コラムが括り直されること，ジャクソンにおいては，刺激に応答して活性化されたさまざまな連想が１つの名のもとに凝集することが，それぞれ「私」が生成することと等値されています。言い換えれば，「意味が生ずる」ということと，「私」が生ずるということが重ね合わされているということになります。「私」というものを何か意志と方向性を持った塊のようなもの，脳という機械を操舵するものといったイメージで捉えるならば，そもそもこの等式は全く実感の湧かないものではないかという気がします。なぜなら，機械の操舵手という発想で私という現象を眺めるならば，「私」には自己保存本能とかそういった性質が，私たちのイメージの中では分かちがたく結びつくことになり，一期一会的に揺らぐキリンのようなものから鋭利な同一性を持つ「キリン」が生ずる対象認知の変化がどうして「私」の生成と等置されうるのかという疑問は当然だからです。

　ダマジオ[*3]の意識論は，この疑問を実際に実体化しています。ダマジオという神経内科医は，私が神経心理学を習い始めた頃には相貌失認の研究で有名でしたが，意識の問題について最近，積極的な発言を続けています。ダマジオは，少なくとも哺乳類には，意識の芯 "core consciousness" と彼が名づけた中心的な機構があると主張し，人の場合は言語その他の装備が拡充されることでそれがバージョン・アップはしているが，基本的にはこ

[*3] Antonio Damasio（1944-　）。ポルトガル出身の神経内科医。アイオワ大学教授を経て，現在，南カリフォルニア大学教授。

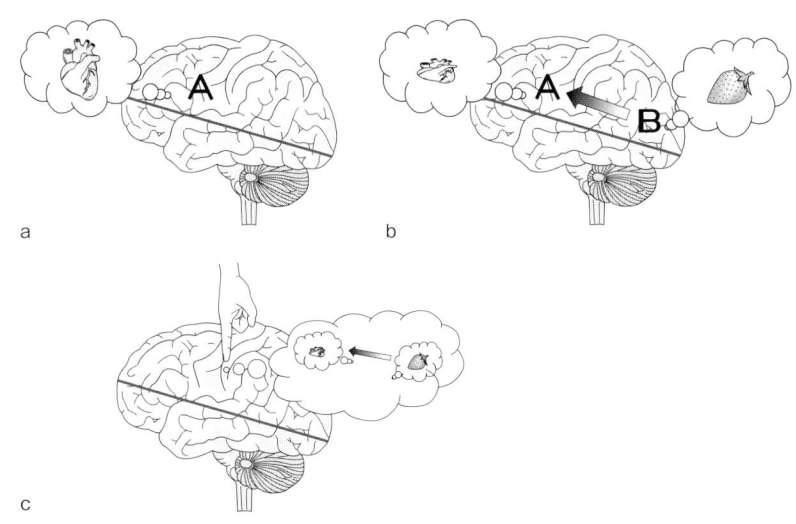

図 13-3 ダマジオの意識の芯
a：刺激を受けない状態の体内感覚（A）
b：外界からの刺激が入力され対応する脳の部位（B）が興奮するとともに、体内感覚（A）もそれに応じて変化する。苺を見て欲しくてドキドキするなど。
c：意識の芯は、この体内感覚の変化をさらにモニターすることに対応する。

の意識の芯の延長線上で意識全般は理解できるものだと考えました。ダマジオの意識の芯の基本コンセプトを図解したのが図 13-3 です。ダマジオは、脳の中に体内感覚を代理する部位があると想定しました（図 13-3 a）。たとえば苺を見た時に、後頭葉の感覚中枢で代理されたイメージが、この体内感覚にも影響を与えます（たとえば「おいしそう」など）（図 13-3 b）。この苺を知覚したことを通して体内感覚がどのように変化したかを再代理することが意識の芯であるというのがダマジオの説です（図 13-3 c）（column 10、→ 146 頁）。体内感覚およびその再代理は、ダマジオにおいては情動あるいは感情と重ね合わせて理解され、したがって、扁桃核や眼窩部前頭前野[*4]が解剖学的には相応することになります。ダマジオはさらにスピノ

[*4] orbitomedial prefrontal cortex（OMPFC）扁桃核が新規に出会う対象への恐怖など自分自身の情動を司るのに対して、眼窩脳前頭前野は、社会的文脈と密接に関連する他者情動の察知を司るとされる。

ザのコナトゥスという概念とこの図式を重ね合わせます。

　スピノザのコナトゥスというのは，第5章でも紹介しましたが，「自己の有に固執しようと努める力」としてダマジオの著作では紹介されています。ただ，スピノザのコナトゥスというのは，本来的にはたとえば鉛筆にも宿るようなもので，万物にはその本質があり，物事はその本質を十全に展開していく時に最もよい形となるといった極めて広い意味で使われています。いわばこの概念は仏教でいう仏性のようなもので，生物に限定された使われ方をしているダマジオのコナトゥスの概念とは微妙なずれがあります。ダマジオの観点は，意識というものを考える際に体内感覚をその必須の構成要素とした点がユニークです。意識とは一種の再代理であると考えている点は，デネットと共通していますが，ダマジオの言うコナトゥスとこの再代理をどうして重ね合わすことができるのかについては，納得できるような説明は書かれていません。

　もう少し遡ってアンリ・エイの晩年の大著『意識』[1, 2]を紐解くと，この混乱の原因はもっと明確になります。エイは意識の構造を，意識野 "*le champ de conscience*" と自己意識 "*conscience de moi*" に分節化しましたが，彼の意識野は，睡眠・覚醒と関連するような覚醒性の意識や注意なども含んでいて，私の「今」全般を構成する極めて広い概念です。他方でエイの自己意識は，私という存在の一貫性，私が私であることのアイデンティティと関連しているように記述され，ダマジオのコナトゥスと重なります（図13-4）。自身の臨床経験からの実感に基づく意識論を理論的に裏打ちするために，晩年のエイは，積極的に現象学を自らの体系に導入しようとしましたが，その結果，意識野と自己意識の関係は，『意識』においては，ノエシスとノエマの関係 (column 14, →178頁)，あるいは，構成される意識 "*conscience constituée*" と構成する意識 "*conscience constituante*" とも表現されるようになりました。これは第12章で話題にした再帰性意識のことで，「薔薇を思う私を思う」で表現されている薔薇が意識されている時には，それに伴って薔薇を意識しているのは私であるという自覚が常に寄り添っているという構図です[1]。

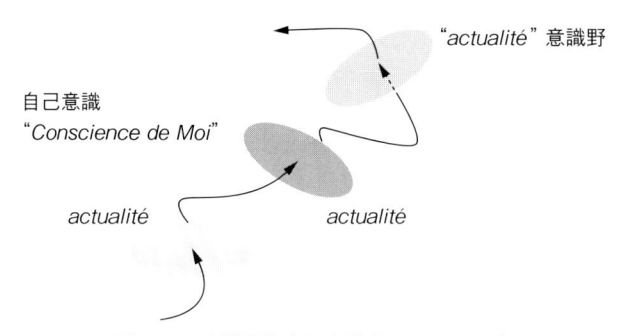

図 13-4　意識野と自己意識（アンリ・エイ）
瞬間毎に明滅する意識野を結ぶのがアンリ・エイの自己意識であることを模式図化してある。

　ところが，エイの自己意識の障害の系譜には，具体的にはパーソナリティ障害，神経症，精神病，認知症といった病態が挙げられています。その理由としてエイは，「覚醒しているという意味ではこういった人達は，意識がなくなっているわけではないが，意識は清明でも自らの主人ではもはやなくなってしまっているという点では…（中略）…意識は失われている"être inconscient"（著者訳）」という表現をしています。こうした記述からわかることは，エイの自己意識の概念は，意識の志向性領域の構成する一方の極，あるいはノエシスではなく，何か私の連続性を保証している何事か，私の歴史性を担保するような何事かだということです。これを裏打ちするように，自己意識の障害は，『意識』の中では人格の病いと名づけられています。

　素朴な実感としては私が私であるということのうちには，私の来歴が必須の構成要件として含まれています。エイの自己意識は臨床家としてのエイの立場を反映して，この私たちの素朴な自意識感覚をなぞっています。しかし，そもそも現象学という学問は，直接意識に今現れてくるもの，現前するものだけをその対象として厳しく限定しています。そうである以上，自身の来歴を含むような通常の意味での自己意識は構造上，現象学の対象にはなりえないはずです。ここに大著『意識』が臨床実践に役立つ意識論を目指した故に陥ってしまった構造的問題があります。

意識というものを，私たちの心の現前（すなわち≪今≫）を構成するものであると考える限り，意識とは意識野のことであって，図 13-4 に戯画化したようなある瞬間の意識野と別の瞬間の意識野を結ぶ線は意識とはとりあえず別個の機能によって支えられるべき何事かだと考えておかなければ混乱が生ずることになります。つまり，意識は私たちの現前をこのように構成すればそれでよいのであって，意識そのものがその本来的な性質として私というものの連続性を保証する必要は必ずしもないということです。

　私の結論はこうです。コギトの自意識は，その場その場で明滅する自意識であって，その自意識が連続している保証は意識それ自体からは導き出せない。つまりは意識の成立にコナトゥスは必要ではなく，第 12 章と本章で問題にしてきた意識とは，たとえば自我といったものとは全く別個のものであるということは混乱を生じないためによく理解しておく必要があります。

　「連続するものは脳だけである」というエーデルマンによる徹底した論考（column 11，→ 148 頁）は，冒頭の宮沢賢治の詩の「風景やみんなといっしょに　せはしくせはしく明滅しながら　いかにもたしかにともりつづける　因果交流電燈」が，いかにも連続しているような見かけを錯視させているだけで実際には連続していないという主張です。もし私という現象において何か連続するものがあるのだとしたら，宮沢賢治風に表現するならば，それは「因果交流電燈」としての私という現象のうちにしか期待できないということになるでしょう。

文献

1) Henri Ey : La Conscience, 1963/大橋博司（訳）：意識 1. pp160-161. みすず書房, 1969, 意識 2. p14. みすず書房, 1971

column 10　ダマジオと身体感覚としての意識

　本文と若干重複するが，ダマジオの意識論をコラムにまとめておきたい。ダマジオが主張するように，「人間精神を構成する観念の対象は身体である」（エチカ第2部定理13）というスピノザの定理は，確かに読みようによっては，ダマジオの意識論の核心部分と重なり合う。ダマジオにおいて意識の原始的な核は，身体感覚の再代理，あるいはより正確に表現するならば，身体内部の変化に対する価値判断を伴ったモニターとされる。これがダマジオにおいては情動と重ね合わされる。人間精神を構成する観念というスピノザの表現を意識と等置して考えるならば，スピノザの定理は意識の対象は身体であると言い換えることができ，これはダマジオの表現と重なり合う。この際の身体感覚とは，しかし，個々の身体感覚の変化というよりも，情動がそうであるように，いわば身体全体の有り様に対する価値判断であって，そういう意味ではかつてのセネステジー（共通感覚）という考えに近い。

　ダマジオは，覚醒性が保持されているにもかかわらず意識が障害されている状態のプロトタイプとして，無動性無言とてんかんにおける自動症を取り上げている。興味深いことに，遁走のような目立った自動症を生ずるてんかん発作のプロトタイプとしてダマジオは，複雑部分発作ではなく欠神発作を挙げている。公平に見て，この選択は自動症を問題にする際に若干違和感のある選択である。確かに欠神発作においても自動症が出現しないわけではないが，その程度および頻度は複雑部分発作と比較すると遙かに小規模で臨床的な問題となることはほとんどなく，遁走のような自動症が通常の欠神発作において出現することは例外的である。

　ダマジオは明言してはいないが，にもかかわらずこうした選択が行われた1つの理由は複雑部分発作という病態が欠神発作と比較して，極めて複合的であるという事情にもよるのではないだろうか。グルーアというてんかん学の泰斗がその退官に近い頃の論考で，複雑部分発作は，記銘力障害，言語機能障害など，さまざまの高次脳機能障害がさまざまの程度や組み合わせで出現するモジュール的大脳機能の障害に相当部分まで解体可能なのであって，個々のモジュール的高次大脳機能の総和を超えた意識なるものをとりあえずは想定しなくても，科学の観点からは差し支えがないと主張している。グルーアのこうした考えは，てんかん学の体系から意識の概念を排除した21世紀になってからのてんかんの新分類の思想に受け継がれ，2001年に書かれた新てんかん国際分類はその意味ではグルーアの主張を20年遅れで体現したものであるとも言える。そこでは意識障害の有無を基本的な分類原理とする複雑部分発作が削除されて個々の逸脱行為

や高次認知機能障害へと解体され，統一的な「意識」は取り上げられなくなった（ただし，この分類は実際の使い勝手の悪さから，必ずしも今なお汎用されているわけではない）。

　この点，欠神発作（定型欠神発作）では，そうした要素的なモジュール的機能障害に還元可能な側面が容易には浮かび上がってこない。その脳解剖学的な対応関係は，視床—皮質路と強く関連しているとされるが，発作が常にそこから起始する特定の皮質の部位が決まっているわけではない。さらに欠神発作が長時間持続する重積状態においては，著しい発動性の低下がその症状の前景を占め，無動性無言に近い状態となることもダマジオのモデルに都合のよい点である。

　しかしながら欠神発作や無動性無言における意識障害には，まとまった行為として受け取ることができるほどの自動症は欠けており，いわば注意機能を含めた拡張された網様体賦活系 "extended reticular thalamic activating system：ERTAS" の障害として理解することも可能である。ダマジオがモデル症例として，意識が障害されているにもかかわらず一定の行動の意図の存在を推察させる自動症を示す症例を選択したのはERTASの障害に還元できない意識障害が存在することを提示するためであったとすれば，やはり欠神発作をモデルとして選択するのは不適切であったと思われる。情動との深い関連という点から考えても，どこまでその系が障害されるといわゆる意識障害が出現するのかという難問をクリアする必要はあるが，モデル症例としてはやはり複雑部分発作における意識障害こそがダマジオ理論には相応しいように思われる。前頭葉起源にせよ側頭葉起源にせよ，海馬・扁桃核から帯状回・眼窩脳へと至る大脳辺縁系は，情動を司り，さらには十分に原始的でダマジオの言う意識の芯 "core consciousness" という概念に適合しているからである。

　同じく神経科学者であってもエーデルマンの意識論と比較するとダマジオの意識論は，私という現象の連続性に関して曖昧な点がある。ダマジオは，哲学者のスピノザから「自己の有に固執しようと努める力」を表現するコナトゥスという概念を援用し，私という現象の一貫性を表現しているが，ダマジオは私という現象とそれを効果として成立させる脳の働きを区別しない。その結果，ダマジオの著述においては私という現象がコナトゥスを通して連続性を持って成立しているかのような印象がもたらされることになる。

（兼本浩祐：意識障害とその展望．精神医学 49：994-1002, 2007 より一部抜粋，改変）

column 11　随伴現象論の旗手としてのエーデルマン
　　　　　　　──連続しているのは脳だけである

　随伴現象論"epiphenomenalism"というのは，意識という現象を機関車における汽笛のようなものと考えることに準えられる。汽笛は蒸気機関車の蒸気機関が作動する場合に随伴現象として我々の耳に聞こえるが，列車の運行には本質的な役割を果たすわけではない。私という現象として感じられる意識も同様に，脳の働きに随伴して生ずるが，脳の働きそのものに対して何らかの実体的な作用を及ぼすような性質の事柄ではないというのが随伴現象論である。エーデルマンの意識論はこの随伴現象論に徹している。

　第一に，私という現象の連続性がエーデルマンにおいては明確に否定される。因果律を持って連続しているのは脳の働きであって私という現象のほうではないとエーデルマンは主張する。スピノザの本来の意味でのコナトゥスは，エーデルマンの主張に近く，そこで持続しているのは脳の働きのみであるが，ダマジオのコナトゥスには，心は脳と不即不離に一体なのだから，脳が因果的に連続しているということは心も因果的に連続しているのだといった一種のオプティミズムを感じさせるところがある。ダマジオとは対照的にエーデルマンは，心と脳をとりあえずは二元論的に提示したうえで，脳からの心の独立性を完全に否定する。したがって，エーデルマン的には，私たちが主観的に心と感じている現象そのものは，その時その時の脳の働きの単なる残像であって，私という言葉で我々が通常連想するような自我とか自己とかいった連続性は存在しない。そうであるとすれば，私という現象にはそもそも連続性はないのだから，たとえば私たちが，死という私という現象の断裂を恐れるのも，一種のユーザーイリュージョンによる錯覚に過ぎないことになるだろう。

　エーデルマンにおける意識の原型は，基本的にはバインディング（結びつき）と再入力から説明される。この図式はすでに繰り返し指摘してきたが，デネット以下多くの最近の機械論的な意識論において共通して見出されるものである。特定の「中枢」の機能としてではなく，その時々の機能間の結びつきとして生ずる効果が意識なわけであるから，当然，エーデルマンの意識はその瞬間瞬間において使用される脳の基盤が異なることになる。この固定された基盤に対して生ずるものでないという性質を捉えて，エーデルマンは意識の原型をダイナミック・コアと名づけている。具体的にはこのダイナミック・コアの脳的な中核を担うのは，視床と大脳皮質相互，さらには視床内・大脳皮質内における再入力（あるいは知覚の再代理）によるバインディングである。テレビの画面を意識に準えると，画面を構成するのは再入力によるバインディングから生成されるダイナミック・コ

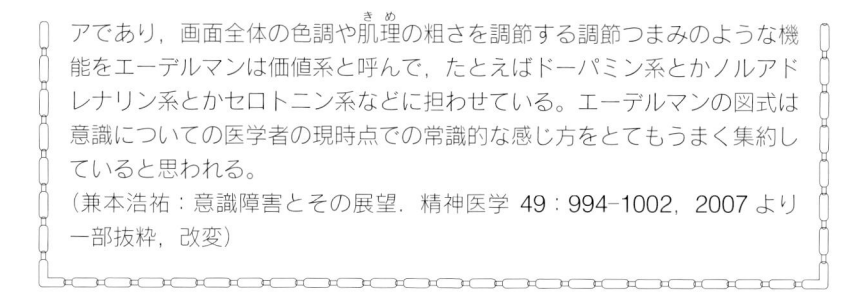

アであり，画面全体の色調や肌理（きめ）の粗さを調節する調節つまみのような機能をエーデルマンは価値系と呼んで，たとえばドーパミン系とかノルアドレナリン系とかセロトニン系などに担わせている。エーデルマンの図式は意識についての医学者の現時点での常識的な感じ方をとてもうまく集約していると思われる。
（兼本浩祐：意識障害とその展望．精神医学 49：994-1002, 2007 より一部抜粋，改変）

第14章
フロイトの無意識とは何か

　フロイトの『快原則の彼岸』[1]は大変に有名な本ですが，よく読んでいくとめまいがするようなきわめて錯綜した論理構成になっています。拘束されたエネルギー，拘束されないエネルギー，現実原則，快原則，死の欲動，生の欲動，一次過程，二次過程といった精神分析用語が次々に登場する上に，どれとどれが対立する概念でどれとどれが同じ方向を向いているのか，読めば読むほど途中で論理の糸を見失いそうになってしまいます。しかし『快原則の彼岸』のいくつかの断片には大変に興味深いフロイトの意識についての考えを垣間見ることができます。たとえば意識の解剖学的な背景についてフロイトは次のような一文を挿入しています。

　　「意識はどうして―解剖学的に言って―脳のどこか最内奥のかくまわれたところに居を構えるのではなく，まさに脳の表面に宿らされているのか…（後略）」（フロイト全集第17巻，p 76）[1]

　私たちには，脳の中に住む小人，ホムンクルスの幻想があって，それから今でも簡単には解放されないこと，主人と主人が使う道具としての脳の諸機能という伝統的な精神医学の二分法は，主人としてのホムンクルスの幻想と強い親和性があることはすでに論じました。もしそうした小人がいるのだとしたら，それは私というもの，原初的な核のようなものでしょうから，脳の奥の洞窟のようなところ，つまりは大脳辺縁系，あるいはさらにそれよりも古い脳の部位に局在していそうだというのは自然に浮かびそうな発想です。デカルトが挙げた松果体もなかなかにその系統発生的な来

歴は古く，ホムンクルスの隠れ家としては奥まっていて具合がよさそうでした。先取りして言うならば，フロイトは，ちょうどこれとは逆に，意識を体の中で外界に最も晒された外界との境，言うなれば最もホムンクルスの住処としては相応しくなさそうな場所に位置する組織と考えていました。

フロイトにとっての意識とは，「刺激作用によって焼き尽くされて最後には刺激受用に最適な状態となり，それ以上の変化はできなくなっている皮質」にあると表現されています。極めて明瞭なことは，フロイトがここで意識の脳的な基盤として想定しているものは，私が他ならぬ私であることを保証するような自我のようなものとは全く異なる一種の感覚受用装置であったということです。つまり，フロイトの意識が何であったとしても，諸機能を統御する御者のような存在，つまりはホムンクルスではなかったことだけはこのことだけからも明瞭です。『快原則の彼岸』では，次にさらに重要な一文が続きます。

「（意識系以外の系においては）あらゆる…（中略）…出来事は記憶の基礎となるものとして，持続的痕跡を…（中略）…系内に残す…（中略）…意識化とはなんら関係しない記憶残渣を残す…（中略）…興奮のそのような持続的痕跡が知覚−意識系においても発生するとは信じがたい。痕跡がもしも常に意識されたままに留まるとしたら，それは新たな興奮を受け入れるという知覚−意識系の適性をたちまちのうちに制限することになるだろう…（中略）…意識化と記憶−痕跡の残存とは同一の系にとっては両立しがたい…（後略）」（フロイト全集第17巻，p 76)[1)]

ここでは意識の対立軸として，記憶が明確に対置されています。前章の最後に確認した事柄，再帰性意識も含めた意識において私たちが問題にしているのは，今・ここで私たちが世界をこのように体験しているその体験の有り方を成立させている神経細胞コラムの発火パターンのことであって，現象学的に表現するならば，現前をそのように成立させている脳におけるメカニズムです。つまり私たちの意識とは，ここまで私たちが考えてきた筋道に従うならば，対象に出会った時に，あるいは場合によっては内

省して何かについて想像した時に，それに対する認知や行為に伴ってその時その時に明滅するように浮かんでは消える認知や行為の一回限りの効果の繰り返しであって，いわば脳という濾過器を通して外界に出合った時に随伴する一種の効果であることになります。そうであれば意識と記憶は両立しないという，ここでのフロイトの結論は極めて妥当です。

『快原則の彼岸』をプライミング実験から考える

それではフロイトの無意識はあるとすればどこにあるのか。ここで第12章のジャクソンとプライミングを思い起こして，『快原則の彼岸』の脳科学的なサマリーを試みてみたいと思います（**図 14-1**）。

「到来する欲動の蠢きを『拘束』し，そのうちで優勢な一次過程を二次過程に代替し，欲動の蠢きの自由に動く備給エネルギーを制止が勝る（緊張性）備給に変えるというのが，心の装置の最初期からのもっとも重要な機能の一つである」（フロイト全集第 17 巻，p 122）[1]

ジャクソンにおいて意識とは，一期一会的に揺れ動く「〜のようなもの」が，常に同一の「〜」へと産出されることの効果として生ずるものであったとサマリーしました。これをフロイトに引き移すならば，キリンのようなものの領域が無意識の領域であり，キリンならキリンとして領域横断的に意味が生じている領域が意識の領域ということになります。キリンが意味として析出した後は，キリンは意味の網の目という半ば実体的で心の外にその起源を持つものによってつなぎ止められ，「拘束」されてしまうことになります。拘束された欲動（つまりは名指された欲動）はもはや一次過程の欲動ではなく，現実原則に従う二次過程のものに変化しているはずです。

「われわれが子供の心の生活の初期活動や精神分析の治療体験に関連して記述した，反復強迫の表出は，高度の欲動的な性格を示しているし，また，快原理に対立している場合には，デモーニッシュな性格を示している」（フロイト全集第 17 巻，p 88）[1]

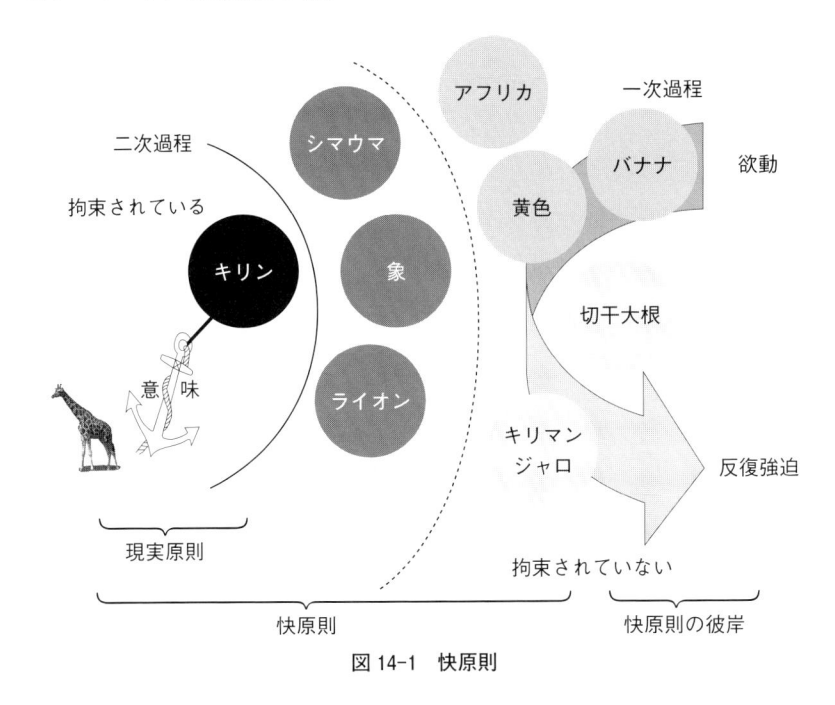

154 フロイトの無意識とは何か

図14-1　快原則

欲動は快原則に通常は従うのですが，子どものいないいないばあ遊び[*1]のように，自分にとって不快な出来事に何度も反復して出会おうとするような事例が精神分析においてはしばしば体験され，しかもその動きは欲動としての性質を帯びているとフロイトは主張しています。そこで，こうした動きをフロイトは死の欲動と名づけ，快原則の彼岸にあるものとしてスケッチしています。その連想の妥当性はともかくとして，死の欲動という時に，私には第7章の唯夫君のクリープの瓶捨ての永遠とも言える反復がどうしても連想されてしまいます。

[*1] Fort-Da。糸巻き遊びとも訳されている。『快原則の彼岸』の中に登場する幼児は，1920年に若くしてなくなった愛娘ゾフィーの息子だとも言われており，このいないいないばあ遊びには，お母さんが帰って来ないという死活的な出来事を，受動的な外傷ではなく，能動的な自らの行為に書き換えようとする試みとしての側面が含意されているといわれている。

column 12 ❖ フロイトの "Wahrnehmungszeichen" とメスラムの知覚から認知へ

　メスラムの有名な論文（Mesulam MM：From sensation to cognition. Brain 121：1013-1052，1998）に掲載された人の認知の流れを俯瞰した図式は，フロイトの失語症論に出てくる図式と驚くほど似ている。外界からの感覚刺激がどのように脳内で処理されるかは両者とも，一次感覚領野から連合野へという方向性を雛型としていることから，この類似は当然といえば当然とも言えるが，これに加えて，言語機能に関してウェルニッケ領野が，領域横断的な処理を行っているのではないかという理解が両者に共通していることも，この類似性を生みだしている大きな要因であろう。
　メスラムの図式では，知覚から認知への流れは次のようになっている。
　①一次感覚領野 ⇔ ②領域特異的連合野：上流 ⇔ ③領域特異的連合野：下流 ⇔ ④領域横断的大脳野
　具体的には，①には光や音，身体感覚などを取り込む末梢の感覚器から流れ込んできた最初の脳内における終末が集積する。一次身体感覚領野，一次視覚領野，ヘーシェル回などがそれに相当する。②には刺激の物理的性質に並行して脳内のマッピングが行われ，色や形や音調などを受け持つ領域が当てられている。③は相貌認知や視覚的対象認知など，②よりも統合度が高い認知を受け持つ領域である。④は複数の感覚領域を横断する処理を行う部位であり，ウェルニッケ領野，大脳辺縁系などが具体的には想定されている。連合型視覚失認の場合を例に取って考えると，網膜からの直接の情報にほぼ沿った形で視覚情報を受け取る①の一次視覚領野と形や色へとその情報を再組織化する②の上流領域特異的連合野はほぼ障害を受けず保たれたうえで，③の視覚的な対象認知を司る下流領域特異的連合野が障害されていると解釈すれば，これまで集積されてきた神経心理学的な所見とよく一致しており，無理なくこの図式を受け入れることができる。
　しかし，①から③への比較的自然なヒエラルキーと比較すると，④への展開には質的な断裂と飛躍があり，③から④への情報の加工は必ずしも十分な説得力を持っているわけではない。フロイトの図式との比較を行うと，この点がより鮮明となる。
　フロイトがメスラムを遡ることほぼ100年前に書いた知覚から認知への情報の流れの図式は，1886年11月2日付けのフリースへの手紙・52番の中に書かれている。自らの失語症論に出てくる図式とも根本的な違いがそこには見出される。メスラムの図式で言うならば，④のさらに向こう側に意識の段階が想定され，それと①が接続されることで，メスラムにおいては，原始的な知覚から高次の認知へという一方向的に想定されている

情報の流れが，循環的な流れに変容することになる。

　フロイトの図式では，以下のような情報処理の流れが想定されている（〔　〕内は著者補足）。

〔B_{EW}＝〕W：Wahrnehmung（知覚）⇒ W_Z：Wahrnehmungszeichen（知覚表象）⇒ U_B：Unbewusstsein（無意識）⇒ V_B：Vorbewusstsein（前意識）⇒ B_{EWS}：Bewsstsein（意識）〔＝W〕

　W_Z は，近接性による知覚の連合とされており，物理的性質の近接性に沿って脳内マッピングを行う②の上流領域特異的連合の組成と重なりあう。さらに，知覚表象という命名からは③の下流領域特異的連合もここに相当するように思われるが，因果律（つまりは意味）によって連合が行われるとされている点では，むしろ U_B の記述がこれに相当している。

　我々のこれまでの理解は，エーデルマンに近く，領域横断的大脳野は，むしろダイナミック・コアであって，いずれかの大脳領域に特定できるような性質を持たない仮想的な中枢ではないかというものであった。したがって，領域横断的大脳野を特定の脳領域に対応させているメスラムの図式における④には違和感がある。実際，たとえば視覚失認における崩壊のヒエラルキーを具体例として考えてみても，先ほど論じたように，①から③へはジャクソニズム的な階層論が自然に想定できても，④への展開には飛躍がある。他方で，たとえばジャクソンの考えから見た意識論から考えるならば，知覚刺激は，近接による連合を経て，言語の衣をまとって（すなわち V_B）意識に至るのであるから，U_B の介在は余分であり，**図 14-2** で〔　〕で括った部分はないほうがすっきりすることになる。フロイトが U_B を導入したのは，記憶系と意識・知覚系の相互排除的な対立関係を重視したからである。図式で言うならば，W，V_B，B_{EWS} の 3 つの審級は意識・知覚系で，W_Z と U_B は記憶系で意識が到達できない無意識の審級として記述されている。ジャクソンの意識論では，知覚刺激によって音韻や遠い連想による連合がまずは惹起され，それが近縁の意味の連想へと絞り込まれ，最終的に言語という衣をまとうことで知覚されたものが，漠とした「キリンのようなもの」から鮮明な「キリン」として意識の俎上に上るのであるから，フロイトの図式に従えば，W ⇒ W_Z ⇒ V_B ⇒ B_{EWS} という展開を示すことになり，U_B の審級は組み込まれていない。興味深いのは，意識からの距離という点では，無意識と命名された U_B よりも，W_Z のほうがより原始的で意識からは遠くの位置にあることである。

　フロイトの図式の最大の特徴は，W＝B_{EWS} となり，図式が循環していることであるのはすでに触れた。そもそも認知ということを考える場合，脳の機構としての組み立てと人の意識の成り立ちという観点から見たその

```
                                              W
    Bews ─────────────────────────────       Bews
     W    →   Wz   →  [ Uʙ  →  ] Vʙ    →    
   ┌───┐   ┌───┐   ┌───┐   ┌───┐   ┌───┐
   │一 │   │領 連│  │領 連│  │領 大│
   │次 │↔ │域 合│↔ │域 合│↔ │域 脳│
   │感 │   │特 野│  │特 野│  │横 野│
   │覚 │   │異 下│  │異 上│  │断 │
   │領 │   │的 流│  │的 流│  │的 │
   │野 │   │   │  │   │  │   │
   └───┘   └───┘   └───┘   └───┘   └───┘
  a
```

```
                        W/Bews
            意識          ↗
                        ↗
                      Vʙ ────
                      ↗ ↖
            記憶    ↗    ↖   無意識
                 Wz       Uʙ
     b
```

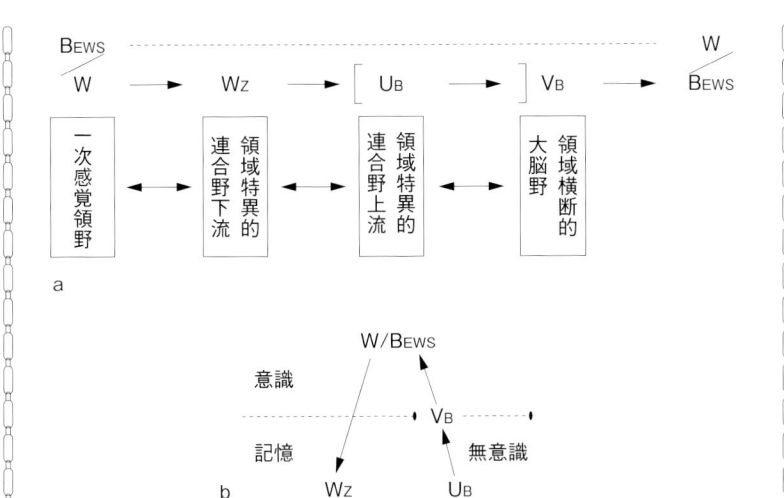

図 14-2　メスラムとフロイトの認知の流れの図式の対比
a：上段がフロイトの図式，下段がメスラムの図式
b：フロイトの図式と意識・記憶・無意識

組み立てが異なった構造をしていることと，この図式は関連している。脳の機構という点から眺める限り，外界からの知覚刺激を起点としてこれが次第に情報処理されて意識に至るという一方向的なヒエラルキーが当然想定される。連接する審級同士の間に下流から上流への逆方向のフィードバックがあるという矢印を付け加えても，その一方向性的な本質は変わらない。しかし意識の側から眺めると，人は純粋な知覚というものをそもそも感ずることができるわけではなく，意識された知覚対象は常に既に分節化され，意味を担ってしまっている。したがって，Wとはあくまでも理念的に想定されている審級であって，W＝Bews という形でしか知覚と我々は出会うことはできない。Wz と Uʙ は，シナプス加重の変化としてそれまで脳を通過した刺激の総体が痕跡として残っているが，知覚刺激が与えられない時はあくまでもそれは境界のない単なる痕跡であって，実体化しているわけではない（**図 14-2 b**）。

フロイトの無意識は脳のどこにあるのか

　今度はフロイトが精神分析を始める前の著書である『科学的心理学草稿』[2]に立ち入ってみましょう。

　フロイトの科学的心理学は，心を包括的に理解する枠組みを機械論的に説明しようとした神経科学的な論考です。知覚に対して透過性（刺激によって変化を受けない）ニューロン（Φシステム），記憶に対して非透過性（刺激によって組み替えが行われる）ニューロン（Ψシステム）という概念を対応させ，その当初の企図は，興奮量を物理学的・エネルギー論的に捉えて心的現象を説明しようとする本来の医学的な考えに沿うものでした。たとえば網膜を例として考える場合，この外界に直接接続する受容器は基本的には同じ刺激であれば同じような神経細胞の発火のパターンとしてそれを写し取り，刺激を受けるごとにいちいち変化を被ったりしません。他方で，どんな興奮でも脳を通過すれば，何らかのシナプス伝導率の変化をその痕跡として残します。こう考えると，ΦシステムとΨシステムという発想は，妥当な考えのようにも思えます。

　記憶と知覚の相互関係が，ΦシステムとΨシステムの関係であるとすれば，第10章で説明した色々な学習則の考えがよく当てはまります。たとえば，Aのゲートをくぐると報酬がなく，Bのゲートをくぐると餌がもらえるような装置を作ってそこにハツカネズミを入れると，最初はAゲートとBゲートを同じように選択していたハツカネズミは何度も同じことを繰り返すうちに，AのゲートではなくBのゲートを選択するように条件づけられます。これは教師付きのデルタ学習であると考えられます。いわゆるオペラント条件付けを問題とする限り，動物はデカルトが考えたように一種のオートマトン（自動機械）として考えることができ，心を機械論的に説明するというフロイトの当初の企図は十分に成功する潜在性を持っていたと考えられます。しかし意識を表すシステムであるΩシステムのことを考え出した途端に『科学的心理学草稿』の筆致には戸惑いが現れ，た

とえば『快原則の彼岸』のような後期の著書では，ΦシステムとΩシステムはついには知覚・意識系といった具合に一まとめに括られてしまっています。

　チーズを見たハツカネズミにおいて活性化されている神経回路網群をチーズ・ネットと名づけるとします。そうすると，このチーズ・ネットには好ましさといった意味づけがおそらくはすでに織り込まれていると思われます。しかし，空腹時に活性化されるチーズ・ネットの範囲と満腹時に活性化されるチーズ・ネットの範囲はおそらく異なっていて，同一のチーズでも空腹な2時に見たチーズが活性化するチーズ・ネットと満腹の5時に見たチーズ・ネットは異なっていると思われます。ハツカネズミにとってこの2つのチーズの間には断裂があり，さらに言えばハツカネズミにとってこの2つのチーズが連続しているものとして認識されることには，それほどの生き残りのためのメリットもないと思われます。しかし，人においては，2時に見たチーズと5時に見たチーズは意味の留め金によって連続し，同じものとして通常は括られています。この留め金が外れて対象との出会いが一期一会的になる場合，すでに紹介したように，人においては極めて大きな障害が現れてきます。

　刺激に応じて記憶から引き出される情報は，たとえば図書館における1冊の本のようにすでに確定した形で脳の中に存在しているような類のものではありません。人の記憶という図書館では，刺激が加えられると，その都度その場面が脳に与えるいくつかのキュー（ヒントになるキーワード）に触発されて関連する回路網が活性化され，同じ刺激に対しても状況に応じて以前とは微妙に異なった新たな本が編纂されて切り出されます。したがって少なくとも領域依存的ワーキングメモリの水準で活性化される神経回路網は，大まかには定常性を保ってはいますが，それですらその境界はその都度変更されているはずです。記憶において蓄えられている情報は，特定のシナプス同士の連鎖の重みづけとしては確実に物質的な実体を持っていながら，機能としてはワーキングメモリとして使用される時にのみ実体化するのであって，それ以外の時には単に潜在的に存在しているに過ぎ

ません．したがって，記憶に我々が直接アクセスすることはそもそもできないのであって，ワーキングメモリという仕方で，その作業の大部分を意図的には制御することも観察することもできない取捨選択作業を経て産出された最終産出物としての現前を通して，実際に活性化された情報のごく一部を偶発的に確認できるだけです．こうした議論から考えていくと，プライミング実験において観察されるような，刺激によって活性化され，意味が成立した時には瞬時に抑圧されてしまう一定の広がりを持った神経回路網の興奮は，無意識の神経科学的な基盤の形状を暗闇の中の閃光のように，意味や音韻のネットワークとして浮かび上がらせるイメージがあります．しかし実際の無意識はあくまでも神経回路網に残された痕跡なのであって，無意識により近い位置取りをしているとしても，閃光に照らされて浮かび上がるネットワークは，すでに無意識そのものではないということになるでしょう．

　知覚・意識・記憶の相互関係と無意識の位置についての初期フロイトの考えは，フリースへの手紙の中で図案化されています．メスラムによる現在の神経心理学の考えとも併せて，column 12（→ 155 頁）でこれに触れました．また，グリアが無意識の基盤ではないかというユニークな浅野らの考えを column 13 で触れてあります．

文献

1) 須藤訓任（訳）：快原則の彼岸．フロイト全集第 17 巻―不気味なもの，快原理の彼岸．集団心理学．pp 55-125，岩波書店，2006
2) 小此木啓吾（訳）：科学的心理学草稿．フロイト著作集第 7 巻．pp 231-320，人文書院，1974

column 13　離散量としてのニューラル・ネットワークと連続量としてのグリアル・ネットワーク

　私たちがこの本で論じてきた脳というのは，基本的にはニューロンのネットワークを念頭に置いている。ニューロンは，ある閾値までの興奮を0として捨象し，ある閾値からの興奮を1として算定するシステムであり，本来，連続量としてアナログ的に変化する自然現象を，非連続な離散量としてデジタル化する働きをするという基本的な性質がある。

　脳を実際に形成する細胞としては，ニューロン以外にはグリアがその主だった構成要素であるが，脳科学における中心的な存在であるニューロンと比べると，グリアはあくまでもニューロンを構造的に支え，その栄養を補給する補助的な役割を担わされてきた。日本語の神経膠細胞という訳も，ニューロンを構造的につなぎとめる膠のような役割を連想させる。グリアの種類は現在では，オリゴデンドログリア，星状細胞，ミクログリアの3種類が知られているが，その本格的な歴史は，神経細胞発生学の父と呼ばれるヴィルヘルム・ヒスに始まり，サンティアゴ・ラモン・イ・カハール，ピオ・デル・リオ・オルテガへと引き継がれ，それぞれが先輩の重要な概念を否定する形で相克を繰り返し，オルテガはカハールに破門されるなど愛憎劇の織りなすドラマを繰り広げた[1]。

　こうした先人達の人生を賭した闘争の歴史の中で獲得されてきたグリアについての知識の頂点として，グリアがニューロンを単に栄養補給や構造的な支えといった情報処理以外の面で助けているだけではなく，ニューロン本来の機能である情報処理においてもこれを補完しているのではないかという知見が藤田・浅野氏の本には紹介されている。きわめて興味深いのは，ニューラル・ネットワークが計算式に従う（すなわちデジタル的な）コスモスを形成し，その代償としてそこから抜け出すことが困難な常同的な反応（アトラクターと呼ばれている）に落ち込むことがあるのに対して，グリアル・ネットワークはよりアナログ的に作動することで小さな破局反応をこのコスモスに持続的に作り出し，ニューラル・ネットワークをアトラクターから脱出させて新たな地平（あるいは新たな演算の開始）へと導き出す原動力となるのではないかという主張である。実際にそうであるならば，連続的な値を取るカオスを体現するグリアル・ネットワークは，離散値を基礎に置くニューラル・ネットワークと一対になって継続的なニューラル・ネットワークの演算を可能としているということになろう。グリアは数的にニューロンの数を50倍以上も上回っていることを勘案するならば，ニューロンはむしろグリアの海の中に浮かぶ孤島のような存在であり，グリアの働きの究明は脳科学を大きく変革させる可能性を当然は

らんでいよう。

　意識の脳的な基盤が，離散値を取るニューラル・ネットワークにあることは間違いないが，無意識の基盤が，グリアル・ネットワークにあるということはありうるだろうか。グリアル・ネットワークの原始的な性質を考えると，イメージ的にはいかにもありそうなことのようにも思える。確かに無意識は，意識として表出されたものと比べるとアナログ的，連続量的性質を残している印象がある。しかし他方で，少なくとも記憶痕跡であるフロイトの無意識は明確に構造化されていて，刺激を受けない限り恣意的に短時間のうちに変化するような不安定なものではない。それに比べて，グリアル・ネットワークは，和らげられた自然のようなものであり，絶えず流動し固定された構造を取りがたい。フロイトの無意識とは脳が濾過した体験のすべてを刻み込む記憶痕跡の集合体であり，そうである以上，全く節もなく区分もなく変動し続けるグリアル・ネットワークよりも，絶えず変動はし続けるが，それぞれの刺激をその都度定点として固定するシナプス荷重の変化のほうがその基盤モデルとしては適しているように思われる。

文献
1) 藤田哲也，浅野孝雄：脳科学のコスモロジー──幹細胞，ニューロン，グリア．医学書院，2009

第15章
漢方治療と官能的身体

　巻頭に引用した宮沢賢治の詩は，ずっと以前に読んでおぼろげに覚えていたのですが，医学書院の樋口覚さんに勧めていただいてこの本を書こうと思い立ってから，特に気になりだしました．しかし，その出典をなかなか思い出すことができず，半ば見つけることを諦めかけていたところ，本をかなり書き上げた段階になって，この詩の最初の一行，「わたくしといふ現象は…」が急に思い出され，それを手がかりに『春と修羅』の序であることを思い出し，何十年ぶりかに再読しました．

　再読してみますと，宮沢賢治のこの詩は，筆者がこの本でイメージしてきた「私という現象」，すなわち心のイメージにとても近いのです．この詩で賢治は，私たちは有機交流電燈でありながら，因果交流電燈でもあるとうたっています．つまり私たちは脳という有機交流電燈でありながら，同時に，お父さんやお母さん，妻や子供達や兄弟，先生や友人達や同僚，おじさんやおばさんや従兄弟達，そうした人たちからの因果の結果生じたものだと賢治の詩は言っているように私には読めました．ヒステリーは，まさに私たちが有機交流電燈でありながら，因果交流電燈でもあることを抗いがたい明晰さで示している疾患であり，それだからこそ，この疾患に晩年打ち込んだ神経学の父，シャルコーの躓きの石となったのだとも思えるのです．シャルコーはヒステリーを神経学の診断表のうちに組み込んで医学の中での市民権を得させようとして失敗しました．しかし，まさに彼がヒステリーに躓いてその名声を傷つけたことは，神経学の本質について

のシャルコーの極めて深い洞察を逆説的に物語っているように私には思えるのです。

　私の医者としてアイデンティティは精神科医なのですが，精神病理を専門にする同僚と症例検討会を頻繁にするようになって，実は私は神経精神科医なのだ，つまりは脳の論理から疾患というテクストを読み解く癖のある医者なのだ[*1]と気づかされる場面が何度かありました。具体的にいえば，直接その人の診察をしたことがない症例のテクストが提出されて，症例検討会という場で症状を読み解こうとする時に，症例というテクストに対する微妙な姿勢の違いをそこで感じたからです。もちろんその違いは多くの場合は微細なもので，鑑別診断や実際の手当てに直接的な影響を与えるほどではないのですが，たとえば症状へのアプローチがいずれかの読み方しか基本的には許さないように見える病態もあります。たとえば第2章と第3章の例を思い出していただくとよいのですが，脳なのか心なのか，有機交流電燈の問題なのか因果交流電燈の問題なのかが問われる場面が，私には強い印象となって残っていて，症例というテクストを読み解く時に，脳から来ている症状か心から来ている症状かを初めに見極めなければならないという発想が私には基本的な習性のようになっています。このいわば医学的発想が，純粋な精神科医としての私の同僚の発想との微妙な相違の元であり，たぶんそれは身体というものへ基本的にどのように接近するかということと関連しているように思えるのです。

徴候として読む西洋医学と官能的に味わう漢方

　このことを考えるうえで，漢方治療のことが参考になるような気がします。特に神田橋先生[*2]と一度親しくお話しをさせていただく機会があって

[*1] こうした読み筋をする傾向のある精神科医のことを，亡くなった私の上司の河合逸雄は「ゾマトローグ」と呼んでいたのを思い出すが，今ではほとんど聞かない言葉になった。

[*2] 神田橋條治（1937-　）。鹿児島県生まれの精神科医。1971年から1年間，英国のモーズレー病院ならびにタビストック研究所に留学。

から，そういう印象を持つようになりました。漢方の立ち位置を理解するには，やはりもう一度了解のことを考える必要があるだろうと思います。第4章でも書きましたが，了解というのはヤスパースの言葉で，ごく簡単には相手の気持ちがわかるという意味です。しかし，ヤスパースの了解というのは普通に私たちが了解という言葉で考えていることよりもずっと内容が限定された特殊な精神科用語だということをもう一度確認しておく必要があります。たとえばフッサール流の感情移入，つまり蛸壺のように孤立した1人ひとりが自分はこの場合にはこう感じるのだから相手もそう感じるだろうと相手の気持ちを思いやることは，突き詰めるとヤスパースの考えた了解とは異なっています。ヤスパースの了解とは，やまだ（第7章）が「うたう」という言葉で表現したそもそも関係性の網の目の1つの結節点が私という現象の原型であるということと関連しています。つまりそもそも「うたう」関係においては，私の体（あるいは脳）へあなたが及ぼす効果として私という現象は現れるわけですから，それこそ了解という言葉が余分なくらい，私はあなたと構造的にその時には連動しています。私はだからその限りにおいてあなたを直接「直感」できるのです。そして，私の体はあなたに奏でられるための楽器のようにそこにあるのに，あなたが私を単なる物の塊として扱った場合，私は当然その不当な扱いに憤りを感じるはずです。診察室での怒りの表現として「モルモット」という言葉はよく耳にする表現です。この批判が意図的に相手を実験の素材として取り扱っているという意味であれば，それはほとんどの場合は当たっていませんし，的外れの非難です。しかしこの批判が，診察室というものの本来の性質を問題にしているのならば，それは本質的なことを言い当てているところがあります。私たちは診察室において，偶然，何かの悪意や作為によってモルモットになるのではなくて，西洋身体医学で取り扱い可能な対象になるためには，心的身体を物理的身体へとまずは置換しておく必要があり，心的身体から機械としての身体だけを切り離して取り出す時に，私たちはいつもモルモットにされたと潜在的には感じてしまうのだと思います。

これとは対照的に，漢方が処方される時に自分はモルモットにされているという発想をする人はあまりいません。それはもともと漢方というものが西洋身体医学のように心的身体から物理的身体を分離するという手続きを原則としては行わないからだと思います。たとえば舌に歯型がついているのは水毒という病態の1つの徴候で，どの方剤を用いるかの目安になるそうですが，これは西洋医学で舌が腫れるのが粘液水腫と呼ばれる病態の1つの徴候だと考えるのと表面的には似ています。しかし漢方においては，極端に言えばいわば官能的に相手の身体をより正確に味わうための手助けとして，舌はどうなっているのかをみているのですが，粘液水腫における巨大舌は，甲状腺という臓器の機能低下を読み取るための記号であって，その読み方の当否は，血液検査によって誰でも数値的に同じように確認することができます。つまりは平均的なあるべき甲状腺というものがそこでは想定されていて，そこから一定のばらつきを超えた外れ値を示す甲状腺が病気であると定義されるわけです。

　主訴が文字通り主な訴えを表している場合，漢方と西洋医学の違いはそれほど明確にはなりません。体がだるく元気がないと訴えている人がいて，その人の舌が腫れていて，甲状腺ホルモンの値を調べたらそれが低くて，甲状腺ホルモンを補正したらその人が元気になるとしたら，そこで漢方と西洋医学のアプローチにそれほど大きな差は出てこないように見えます。しかしたとえば第2章のピアニストの手のけいれんのことを思い起こしていただければと思います。彼女の指先から腕にかけてのけいれんは，姉を追い出したのは自分だというファンタジーと深く結びついていました。もともと彼女の指先は，ピアニストとして身体の中でも非常に官能的な場所であり，特別な心的身体であったと考えられます。彼女の主訴は「けいれん」だったわけですが，けいれんが止まることで，むしろ彼女は心のバランスを崩し，彼女の身体の中で特別な官能性を持った器官である指を切ろうとさえ試みます。筋肉の「けいれん」を機械的に引き起こすのは，筋肉，末梢神経，脊髄，脳のいずれかの臓器であり，彼女のように関節運動を伴う場合，少なくとも末梢神経や筋肉の病気ではなく，多くは脳

の病態を指し示すと考えるのが医学的な考えです。つまり指先の「けいれん」は対側の大脳皮質の運動領野の問題を告知する徴候として読み取られます。そして件のピアニストの場合，この解釈は完全に間違っています。

　漢方では読みの浅い深いはあるのでしょうが，こうした決定的な体の徴候の読み間違いは起こりえません。なぜなら漢方の五臓六腑というのはそもそも解剖学的概念ではなくて，訴えを整理するための表題のようなものですし，また驚くべきことに五臓六腑には脳は含まれていません。これは脳そのものを私たちが身体としては感ずることがないということに由来していると考えると合点がいきます。漢方は，私たちが私たちの体をどのように感じているか，さらに診たてられる人がその人の体をどのように感じているかを私がよりよく感ずる（あるいは味わう）ためにはどのようにすればよいかを体系化したものだというのが私の理解ですが，脳のことを私たちは五臓六腑への影響において間接的に感ずるのであって，直接的に感ずるわけではありません。ですから直接的に身体的な感覚に反映されない脳は，漢方の五臓六腑には含まれてはならないということになります。脳が漢方の五臓六腑に含まれていないのは，漢方が身体にどのように接しようとしているかを象徴的に表していると思われます。

身体からの官能性の剥奪と診断ということの持つ本来的な暴力性

　診察室で件のピアニストの体はまずは官能の器官ではなく物理的な身体へと解釈し直され，こうした解釈のされ方は自分がその時点では受け入れる準備のできていない感情への通路を塞ぐ手段としてはとても有効だったのだと思います。物理的な身体から再び心的身体へと押し戻されることによって，自らが宙吊りにしていた感情への通路が開き，彼女の身体はもう一度その官能性を取り戻してしまいます。心的身体から物理的身体へ，またその逆方向へと体の意味合いを組み替える力は暴力的ですらあります。漢方の診たてにはこれほどの暴力的な力はありません。この違いがどこか

ら来るのか，もう少し具体的に考えてみたいと思います。

　繰り返しになりますが，漢方における身体とは，身体がどのように感じられているかということですから，その所見には脳の及ぼす効果が必然的に組み込まれています。同じ原因でお腹が痛いのであっても，それぞれの個体の感じ方の癖や身体そのものの特性によって痛みの感じられ方は異なるでしょうし，そもそもその場合，原因という考え方が有効かどうかもわからなくなります。どのようにお腹が痛いのかを精密に問うことは，必然的にお腹をそのような形で痛いと感じている脳の有り方を問うていることにもなります。こうした考えは，意識の本質を体内感覚であると考えたダマジオの説を彷彿とさせます。

　件のピアニストは，てんかんではないという診断の後で激しい吐き気を一時的にではありますが経験したことを第2章で紹介しました。これを私たちは症状移動として捉え，何か心理的に飲み込み難いものを飲み込んでしまった結果ではないかと考えました。漢方であれば，吐き気の質を聞き分け，体を診察し，この吐き気が私の体においてどのように発現しているのかに徹底して寄り添うことを目指すことになるはずです。脳の文法で体を読み取る場合は特にそうですが，心の文法で体を読み取る場合でも，デカルト的身体においては，身体はそこから意味を読み取られるべき何か非人称の一般的なものになります。私の体の外に私の体の状態を決定する規則があって，それが私の体の意味を決めているという感覚がそこからは生まれてきます。物理的身体の文法で読み取った結果は，実際に体への治療戦略として利用されるわけですが，体の意味が物理的身体の文法で読み取られることの心への直接的な効果が同時に生じます。それは，意味を読み取られた臓器の外在化です。医学という体系によって意味を読み取られた身体も私の身体ではあるのですが，その不具合に関しては私自身の責任が及ばない何かによって意味づけられた身体です。その不具合は偶然の不運による一種の事故として私に降りかかったもので，私そのものではないものとして私から切り離すことができます。ヒステリーにおいて顕在的な仕方で猛威を振るう西洋医学の暴力性の本質は，身体からの官能性の剥奪と

それによる臓器の外在化という西洋医学の本質そのものに由来しているとも考えられます。

　官能的な身体は，お父さんやお母さん，兄弟や愛する人（あるいは憎んでいる人）たちによって刻み込まれた刻印と一括りになって，私という現象を構成するものであると感じられています。この官能性を奪われれば，もはや身体は私の身体ではなくなります。たとえば胃にできたポリープは，排泄物が私でないのと同様に私の所有物ではあってもたぶん私ではありません。それに引き換えて愛用のギターやバイク，私が妻と一緒に設計して建てた家はいくぶんかは私であり，その私(わたし)性はたぶん胃にできたポリープよりも高かったりするでしょう。このように，私という現象は，おおよそは私の身体と重なって生起していますが，私の物理的な身体と過不足なく重なり合っているわけではありません。私の身体をきちんとした心臓や肺や腸管ではなくて，ぼんやりとした五臓六腑にしてしまうものは身体の官能性ですが，この官能性は過敏性大腸炎のように微妙に実際の臓器をはみ出してしまうこともあれば，ヒステリーの場合のように完全に実際の臓器を裏切ってしまうこともあるでしょう。

　官能性を奪われた臓器は機械化します。それは究極的には計算式に置き換えることが可能な機能と考えることもできるでしょう。デカルト的身体は，とりあえずは官能性を剥奪された身体ですから，奪われた官能性の置き場所を探さねばなりません。奪われた官能性がどこかに置かれているとしたら，それは脳でしかありえないと考えるのは自然です。しかし，たとえば手・足の筋肉[*3]を直接動かす一次運動領野や外界からの光刺激を特定の様式で忠実になぞる一次視覚領野には，官能の置き場所はなさそうです。優位半球のシルヴィウス溝近傍の音素生成器官は，それよりは官能的かもしれませんが，しかしやはり官能の置き場所ではなさそうに思えます。ここで当然官能の置き場所の第一の候補として挙げられるのは，扁桃核や前頭葉底面の眼窩脳・帯状回ということになるのでしょう。確かにこ

[*3] 一次運動領野が司るのは厳密には一群の筋肉からなる運動であって，個々の筋肉ではない。

うした部位の破壊によって，対人的な愛着行動は大きな影響を受けます。では官能的身体の病いであるともいえるヒステリーは，こうした脳内器官への働きかけによって（極端に言えばこうした臓器に留置電極を置いて刺激したりする方法で）解消されるのでしょうか。この考えの延長線上には，一種の情動と知覚の離断症候群あるいは過剰連結症候群として官能性を身体への一種の着脱可能な味付けのように考える考え方があると思います。シャルコーは100年以上前にヒステリーにおいて問題となっている身体の官能性はそういったものではないということをその躓きによって身をもって示したのだと思います。そしてシャルコーを引き継いだフロイトは，身体の持つこの官能性が誤解されないようにリビドーという名前をつけ，リビドーは，有機交流電燈とは異質な因果交流電燈として読み解かれるべきであるということを宣言したのだと思うのです。

第16章

精神分析における心的装置
それはたぶん脳の外に跨っている

　岩波書店からフロイト全集の改訂版が現在出版されつつあります。私はその第1巻の編集を担当させてもらいました。この第1巻には中村靖子さんとの共同作業で訳し終えた『失語症論』が含まれています。原本は緑の美しい装丁の本ですが，その薄さと比べて内容は非常に読み辛いところがあります。ある程度速度を持って日本語で読んでしまうと何も頭には残らない危険すらあります。この奇妙な読みにくさの1つの理由は，フロイトの著作をその後貫くスタイルである，考えながら書くという筆致が，医学的論考でありながら，『失語症論』においてもすでに明確に現れているからではないかと思います。難解というよりは読み辛い。要約をして早送りで読むと見失われるような，翻訳をするといった速度で読んで初めて入口が見えるような論考が，『失語症論』にはあるように思います。スタイル以外に，『失語症論』にはさらにもう2つの障壁があります。1つは，フロイトが採用した若干極端な全体論[*1]と呼ばれる方向性は，私たちが現在，

[*1] 全体論とは，全体には個々の要素の総和を超えた質があるとする立場であり，この点で個々の部分に全体を分割して理解しようとする還元主義に抗する考え。脳科学の領域では，言語表出や道具の使用といった個々の認知機能は，特定の脳の領域に局在可能であるという局在論に対して，少なくとも自己意識の物質的な基盤は，脳の領域同士の相互関係を通して生ずる特定の領域の機能からは説明できない新たな質を必要としていると考える立場。人間の精神を個々の要素に分割して説明しようとしても，全体が全体としてのみ持っていた質が失われて本質を見失ってしまうというゲシュタルト心理学の立場は典型的な全体論である。全体論は，ジャクソンのような階層論と親和性がある。

慣れ親しんでいるウェルニッケ・リヒトハイムに由来する局在論の考え方からは馴染みが薄くなってしまっていること，第二にはフロイト以降100年の歳月を挟んで蓄積された失語症についてのデータから考えると，ところどころでフロイトが支えとしたデータは不十分であったり間違ったりしているために，きちんと読むと違和感を感じる個所が少なからずあることも，私たちがこのテクストに対して抵抗感を感ずる点でしょう。そういう文脈から言えば，フロイトの『失語症論』テクストは科学的論考という点では満身創痍と言ってもよい状態であり，多くの，なにがしかの神経心理学の知識をあらかじめ持っている読者は途中でこのテクストを投げ出したくなるに違いないようにも思います。真夏に中村さんと何度もメールのやり取りをしながら点検する『失語症論』の翻訳作業は，延々と同じ風景が続く砂漠を連想させました。その作業の中でこのテクストから浮かびあがってきたのは，フロイトの『失語症論』の本質は記憶論だということでした。この記憶論は，記憶というのは脳の中にあるのか，それとも脳の外と構成的な関係にあるのかというベルクソンの問いとかかわるものであると私には思われました。

　フロイトが実質的にその著述を開始した19世紀末は，大脳に関する局在論と全体論と呼ばれている二通りの思考の歩みがせめぎあい，本格的に対峙し始めた時期でした。すでに本書の第1章で触れたように，大脳局在論は，フロイトを遡ることほぼ百年前の，18世紀末のガルの骨相学に端を発する思想です。脳の個々の部分に個別の精神機能が独立して局在しているというガルの考えは，人の心がどのようなものかを考え続けてきた人間の歴史の中でも極めて特異な思想であり，ガルの局在論が持つ革新性，破壊性，侵襲性についてはこの本を通して十分に論じてきたつもりです。もしも人の心が脳の個々の部分に局在する機械的な機能へと解体可能なものであるならば，呼吸の機能が肺や血液循環を研究することで解明されるように，心の機能は脳を研究することで解明されることになります。この歴史上類を見ない可能性を前にした医学者達の高揚感がフロイトの時代を支配しており，哲学者といえどもこの高揚感を素通りすることは不可能な

状況でした。きわめて粗大な言い方ではありますが，心の仕組みはもっぱら脳によって説明され，脳についての科学的知識として蓄積しうるという局在論の高揚感に抗する脳科学の側からの抵抗の1つが全体論であったとも表現できるのではないかと思います。フロイトは，ジョン・ヒューリングス・ジャクソンの階層論の直接的な伝承者であることを選択し，徹底した全体論の論客の1人となったことを『失語症論』は明示しています。実際問題として医学者としてのフロイトの主要なテーマであった小児麻痺[*2]は，たとえ同一の脳の部分の損傷であっても損傷が加えられた状況や時期によって異なった機能障害を発現させる病態であり，脳に静的に固定されあらかじめ決定された装置を前提とする局在論の考えよりも，階層論のほうがはるかに説明仮説として使い勝手がよかったと思われます。

心的装置はヴァーチャルであってしかもレアルである

医学史を専攻するピエール-アンリ・キャステル[*3]は，フロイトの心的装置を「ヴァーチャルであってしかもレアル」と表現しています。キャステルの論考とは異なる文脈においてではありますが，再帰性意識のような高次の脳機能を，ヴァーチャルであってしかもレアルであると表現することは魅力的です。心的装置がヴァーチャルであるというのは，少なくとも連合野と呼ばれる脳の部分については，特定の部分に固定され特定の機能をもっぱら遂行する機械のような形で心の機能は局在しているのではなく，その都度，必要に応じてあたかもそこにその機能を遂行する中枢があるかのように仮想されて出現するという意味です。しかしそれでもそれが

[*2] 『小児半側脳性麻痺についての臨床研究（ペルル出版，ウィーン，1891年）』，『幼児期の両側脳性麻痺の知見をめぐって──リトル氏病との関連（フランツ・ドイトゥケ書店，ウィーン・ライプチッヒ，1983）』などの著作がある。
[*3] Pierre-Henri Castel (1963-)。精神分析形成期におけるフロイトのエピステモロジー──精神分析と神経科学の関係についての現在へのいくつかの提言とともに（第12回精神医学史学会）（古橋忠晃，菅原誠一，他訳：精神医学史研究 13：13-41, 2009）

レアルであるというのは，実体とはとりあえず無縁の説明仮説として心的機能を仮定するのではなく（昨今の認知心理学ではしばしばこうした脳の実体とは無関係なモデルが恣意的に仮構されますが），それは脳による物質的な制約を被った実体だという点です。そしてこのヴァーチャルであってしかもレアルであるという心的機能の理解は，その後のフロイトの精神分析的思考を一貫して貫くバックボーンとなる一方で，さらにその理解を徹底させていくことによって，ついには脳の外へと，ひいては医学の外へとフロイトを誘うことになる心的装置概念へと連なっていったのではないかと私は考えています。意識という心的機能を考える際に，参照したエーデルマンの随伴現象論（column 11 → 148 頁）やデネットの直列化としての意識の発生論などのことを思い起こしていただければ，フロイトの『失語症論』は潜在的にこうした考えを先取りしているとも読むことができます。

　私と中村さんが翻訳と編集を担当した1886〜1895年のフロイトを他の時期のフロイトから隔てるのは，何といっても脳と心に関する積極的な発言です。第1巻所収のこの種の論文の中で圧倒的な質量を誇るのは，言うまでもなく『失語症論』ですが，『器質性運動麻痺とヒステリー性運動麻痺の比較研究のための二, 三の考察』『J・M・シャルコー著,「サルペトリエール火曜講義（1887〜88 年）」翻訳への注解抜粋』においても，脳の成り立ちについてフロイトがどのようなイメージを持っていたかについての貴重な情報が含まれています。

　この2つの著述における最も重要な論点は，投射と代理の厳密な区別です。フロイトは，脊髄までにおいては知覚はある程度実際の世界の忠実な再現であるが，大脳においては知覚は選別され目的に応じて構成し直されており，すでにそこでは知覚は現実世界のあるがままの再現と大きく異なっていることを，神経病理のデータから論証していきます。世界をあるがままに知覚するということが脳の構造上きわめて考えにくいとすれば，そもそも私たちが現に知覚している事柄に対する意識的な反省をどれだけ深めても，脳自体が持っている世界を構成する際の性癖や，そうした特異な性癖を持って選別された世界の歪みに導かれて，私たちはおそらくは構

造的に一定の方向へと誘導されるだろうことが類推されます。つまりは目の前にあるものの現前の確かさは，投射と代理の差異への自覚によって根源的に揺らぐことになります。

　失語症論においてフロイトは，まずはウェルニッケ-リヒトハイムの図式および古典的失語分類の紹介から始め，復唱の障害，錯語の問題，超皮質性失語，失読および失書，健忘失語などに立ち入って，その図式の矛盾点を次々に指摘し，この図式がそのままでは成立し難いことを論証していきます。ベルクソンと比較すると，神経科医から出発したフロイトは，失語症の症候論に深く立ち入って議論しているために，百年以上前に書かれたこのモノグラフが失語論に関する個々の議論において，その後のデータの集積から見て誤っていたり整理不足であったりする点を数多く含んでいるのはすでに指摘しました。しかし，フロイトの失語症論を俯瞰すると，その最も本質的な部分は，ウェルニッケ-リヒトハイムの失語論への異議申し立てではないことがわかってきます。フロイトはそこからさらに進んで，ウェルニッケやリヒトハイムの失語論が理論的支柱としているマイネルト[*4]の「中枢」概念の否定に至るのです。そしてこの「中枢」の否定こそがフロイト失語症論の中核部分であり，この中核的な論点においてはフロイトの失語症論は今なお極めて先鋭的であり続けていると言えます。

マイネルトの「中枢」概念との対峙

　マイネルトの「中枢」概念は，記憶というものをどのようにイメージするかということと不可分の関係にあります。マイネルトは，中枢には，たとえば単語カードのように記憶が項目として蓄積され，しかも種類別に局在しているというイメージを持っていました。中枢と中枢の間隙には，「占拠されていない」空白の領域があり，新たな知識はこの空白にある神

[*4] Theodor Mynert (1833-1892)。ウィーン大学精神科学講座教授。マイネルトの考えは当時のヨーロッパの脳科学の主流の考えであり，20世紀末まで中心的な考えであり続けた。

経細胞を占拠して埋める形で獲得されるとマイネルトは考えていました。このイメージに従えば，記憶の貯蔵庫である中枢が破壊された場合に起こる中枢性失語と中枢と中枢の間の連絡線維の断裂によって出現する伝導失語とは，異なった症状を呈することが予想されます。フロイトは，この2つの失語の間には実際には差異はなく，存在するのはただ伝導失語だけであるという衝撃的な全体論を展開します。なぜなら，フロイトにとって局在するのは知覚と運動だけであり，記憶は呼び出される時以外には局在を許すような実体を持たず，したがってマイネルト的な記憶の集合体としての「中枢」なるものは存在しえないからです。つまり「記憶」は，フロイト的にはそのような形では脳内のどこにも貯蔵されて（すなわち，局在化されて）いるわけではなく，過去の訓練や経験によって形成された連合を，内的あるいは外的な刺激が賦活する時にのみ，すなわち想起の際にのみ実体化する潜在状態なのです。したがって，マイネルト的記憶"Errinerung"に対しては「記憶」という邦訳が相応しいのに対して，フロイト的記憶"Errinerung"は「想起」と訳出されるべきであり，この名詞的静的"Errinerung"を動詞的に読み代えたことにフロイトの失語症論の真骨頂があるというのが私の『失語症論』の読後感でした。ブローカ領野とかウェルニッケ領野といった脳病理学的に中枢の外観を呈する部位は，マイネルト的な音とか文字とかの記憶心象の集合体ではなく，実際には特定の知覚の入力路かあるいは特定の運動の出力路が集中している連絡繊維の結節点に過ぎないとフロイトは主張しています。

　フロイトは脳科学的に発想した構想を，自らの精神分析的な概念装置へと転用したという主張がありますが，一連のいわゆる神経学的なフロイトの著作を実際に読むと，それはあまり正確な表現ではないように思えます。脳の科学から演繹した心の機能の理解と精神分析的な心的装置概念の間には，転用という表現では十分でないような本質的な関係があるように私には思えるからです。たとえば個々の記憶心象が項目として中枢に貯蔵されているのならば，それは順番に番号を割り振られた公文書の記録のようにいったん大量に書き込まれたら変更が難しい事象となることが予想さ

れます。つまりマイネルト的には記憶は初めからそこにあり，私たちは単にそれを引き出したり，万一隠れているなら掘り出すことができるだけです。しかし，フロイト的記憶は，過去の体験や訓練によって形成された連合が，今ここにある外的・内的刺激によって特定の仕方で賦活されることで，事後的にその都度そのような形で生成されるような何ごとかなのです。そうでなくては，すなわち，そもそも記憶がマイネルト的な性格を持つものならば，精神分析という方法は成立する余地がないように思われます。オセロゲームの白が黒に反転するように，解釈によって事後的に記憶のあり方が一斉に組み直されるあの驚くべき臨床体験は，記憶がマイネルト的なものであるならば，そもそもありえないはずだからです。

　さて，私たちはたとえばデネットが展開したようなこれまでの議論から，心を構成する要素の一部が私たちの外にあるのではないかというベルクソンの議論が，必ずしも荒唐無稽とは言えないということを確認してきました。デネットやエーデルマンの議論はいずれも基本的には全体論的ですが，両者とも徹底した機械論者でもあり，エーデルマンは随伴現象論の旗手でもあります。記憶は引き出されるまでは実体として存在していない潜在的な素材としてあるだけで，その都度，それは外的・内的刺激に即応した形で賦活され，仮想中枢（ヴァーチャルな中枢—エーデルマンの用語ではダイナミック・コア）を形成するというエーデルマンの意識論は，フロイトの失語症論の思想とその限りではよく合致します。そしてこうした意識論は，冒頭の宮沢賢治の「一瞬一瞬に明滅を繰り返す有機交流電燈としての私」というイメージにもよく符合することもすでに指摘しました。

　精神分析における心的装置は，きわめて特殊な概念です。その出自は，単なる仮説的な心理学的なモデルではありません。さらに言えば，ウェルニッケ領野とブローカ領野とその連結線からなるウェルニッケの図譜のように，脳に直接書き込みうる神経心理学的な図式とも別物です。心的装置は，国家や法などの可視的で，私という現象のとりあえずは外にある制度とも異なっています。心的装置とは何かということを考える時，私の脳は調律された楽器のようなものであって，お父さんやお母さん，お祖母さん

やお祖父さん，姉妹兄弟，先生，友人，妻や夫などなどが私の脳を使って奏でた音色が，私の脳を私が人の形を成すように調律していくのだという連想が浮かびます。その結果，私たちは驚くほど共通の心的装置仕様に調律された受容器となるのです。

もしかするとこの楽器を奏で，この受容器を共鳴させる奏者は，脳の内部にはいないのではないかという問いを繰り返しこれまでの章で指摘してきました。私の内部において連続しているものは脳だけなのであって，脳から眺める限り私という現象は錯視にすぎないというエーデルマンの主張は説得力のあるものです。しかし，私という現象が単なる錯視ではない可能性も残されています。「神様に恋しているから，瞬きしても世界が終わらない」という"ish"という人のブログ[*5]の中の美しい一節は，私という現象にある種の実体を与える心的装置というものの持つ可能性を開示する言葉であるように私には思えるのです。

本章については兼本浩祐監修：フロイト全集第1巻1886-94年（岩波書店，2009）の「解題」（兼本浩祐著）より，pp571-573，580-583を改変して掲載した。

column 14 ノエマ，ノエシス，メタノエシス

行為している私（＝ノエシス）と私が行為していることの自覚（＝ノエマ）との間の裂け目がどのようにして架橋されるのかについて，私自身の内面をどのように眺めてもその解答は容易に出てこないばかりか，おそらくはそうした自分探しは構造的に袋小路に陥るようにできている。木村敏のメタノエシスの議論は，私自身のノエシスの起源を思い起こすことで，この裂け目がどのように架橋されうるのかの可能性の1つを示唆している。最近，木村氏の講演で聞いたのは，オーケストラの演奏の例である。オーケストラの一員としてたとえばある人がビオラを演奏するとき，刻々と旋律を奏でることをノエシス的側面，自分が奏でている旋律が聞こえることをノエマ的側面と2つの契機が講演の中では理念的には区別されていた。自身がきちんと演奏するには2つの契機が表裏一体の関係にある一対でなくてはならないのは言うまでもないが，ビオラの旋律をオーケス

[*5] http://cyborg.relove.org/thought/god-keeping-the-world.html

トラの中で奏でるためには，自分の楽譜を見て，自分の奏でる音だけをフィードバックさせる私的ノエシス・ノエマが循環しているだけでは十分でないことは明らかである。第一バイオリンや第二バイオリンの演奏を聴いてそれに合わせる自分の外への踏み出しが当然，オーケストラでの演奏のためには要請されよう。そもそもオーケストラでのビオラの演奏の意味は，オーケストラ全体がその時にどんな音を全体として奏で，これから奏でようとしているかによって決定されるはずであり，私のノエシスの営為は，私たちのメタノエシス抜きでは意味をなさないし，おそらくは私と私たちが一塊のノエシスとして機能していることを明示するような例としてオーケストラは選ばれたのであろう。

　こうした私たちこそが私を生みだしている状況が，私という現象を代表させるのに本当に適しているかどうかの議論はとりあえず棚上げにして，1つの空想をしてみたい。1匹のウサギを宇宙船に乗せて，無限の宇宙の彼方へと向かわせたとしよう。十分な食料と運動するスペースを与え，たとえばそれが穴ウサギであれば，穴を掘れるような設備を整えてやれば，案外，幸せそうにそのウサギは一生を終えるように思えないこともない。しかし，1人の人間を同じように無限の宇宙の彼方に向けてロケットに乗せて発射したとしたらどうだろう。人にとっては，それは耐えがたい刑罰であると受け取られるであろう。私のノエシスの発動は，私たちのメタノエシス抜きでは長期間は成り立たず，すぐに枯渇しさびついてしまうことをこの思考実験は示唆している。孤独がノエシスの主体としての人にとって致死的に作用するのは，私という現象の連続性が構成的契機として他者を含んでいることの1つの傍証であるようにも思われる。

エピローグ

スピノザの幸福と
デカルトの不幸

　ここでのデカルトの不幸という言葉は，デカルトその人の人生が実際に不幸だったのか幸福だったのかといったこととは全く関係はありません。私は二元論の代表としてデカルトという名前をここで連想しています。ですから二元論の不幸と一元論の幸福という意味で，この章の表題を使っています。

デカルトの不幸

　この不幸という言葉のニュアンスを理解してもらうために，ハイデッガー[*1]の『存在と時』の冒頭近くで描かれている「現存在の頽落(たいらく)」という話に寄り道してみたいと思います。現存在というのはおおよそ単に「人」というくらいのニュアンスで置き換えるとこの話はぐっとわかりやすくなります。それはおおよそ以下のようなものです。「人はしばしば生きる根拠から根こそぎにされ，虚飾を剥ぎとられればいないも同然の存在となる。しかし，半ば構造的な思考の不徹底によってすべての物事を中途半端なところまでしか考えず，気晴らしや好奇心にうつつを抜かして自分自身の真の状態から目を背けることで，とりあえずは見かけ上は自分というも

[*1] Martin Heidegger (1889-1976)。ドイツの哲学者。フッサール現象学を継承するが，独自の存在論を展開し，フッサールと袂を分かち，後の実存主義などに大きな影響を与えた。

のがあるかのように振る舞って気を失ったように日々を暮らすことはできる。しかし，当然，何かの機会に一歩立ち止まって自らに目を向けねばならない羽目になると，自分が漠然とあると思いこんでいた自分なるものはどこにもいないという事実に直面することになる。したがって，自分が思っているような自分などというものは本当はどこにもいないという真実に由来する根源的な不安こそ，典型的な人というものを特徴づける基本的な情緒である」。エーデルマンの随伴現象論的に表現するならば，私という現象の連続性は一種の錯視に過ぎないわけですから，直視すれば私などというものは霧散するのだという結論は，とりたてて頽落していなくても，人という存在につきものの性質だという結論は，現在の脳科学の趨勢に合致した主張であるとも言えます。いわばハイデッガー的には（あるいは全く別の文脈からではありますが，エーデルマン的に言っても），一定の一貫性を持った私なるものが，自律的に持続的に存在するということは錯覚か，そうでなければ一種の背理であって，何らかの奇跡あるいは恩寵がその成立のためには必要な何事かであるということになります。

　この点をキルケゴール[*2]はさらに先鋭に強調しています。『絶望とは死にいたる病である』の中で，キルケゴールは，行為しているのは私であるという自覚のうちに潜む私の亀裂をとりあえずは解消不可能と思われるまでに徹底的に拡大し，人として生きることを極めて困難な1つの不可能さ（つまりは絶望）として描出したうえで，この裂け目の乗り越えを神によってしか与えられない恩寵，1つの奇跡として描き出しています。『絶望とは死にいたる病である』という著書は，昇級試験付きの教則本のようなところがあり，テレビゲームのように一面をクリアすると次のより深い絶望のステージに進める仕掛けになっています。最終的には「絶望して自分自身であろうとする」というファイナル・ステージが設けられていて，熱心

[*2] Søren Aabye Kierkegaard (1813-1855)。いわゆる実存主義の先駆者。デンマークの哲学者・宗教家。父ミカエル・ペザーセンが神を呪ったために自身は罰を受けると思っていたことと，レギーネ・オルセンとの婚約と婚約破棄はその哲学の大きな契機となっている。

な読者はどうしてもその境地のところまで行って最後まできちんと絶望しなければ一人前になれないような気持ちに仕向けられます。何故，そんなにがんばってまで絶望のステージを上がらなければならないのかという突っ込みが入りそうなのは当然のことですが，ここで問題になっているのは，どこかここではない向こうに本当の自分がいて，今の自分がどうであれ，向うに行けば自分は本来の自分と出会うことができるのだから，今の本来のものでない自分のことはそんなに問題にしなくてもよいのではないかといった類の希望のことです。このふわふわとした希望がある限り，私は本来の自分などどこにもいないという今・ここでの現実から目を背け，気晴らしや好奇心にうつつを抜かすことが可能となります。今・ここでのこの私しか私はいないと断念して初めて，私は私などというものはいないのかもしれないという不安と向き合うことになります。最後まできちんと絶望してこの不安と向き合うというトレーニングは「死の練習 "μελέτη θανάτου"」と呼ばれ，哲学をするための重要な基礎練習として遠くソクラテスに遡るもので，実際には決して突飛なキルケゴールの思いつきではありません。

　すでにこの本の最初から確認してきたように，私たちの脳は基本的にすべての感覚運動機能の遂行において，それは私が行っているという一種のユーザー・イリュージョンを伴うように設計されています。たとえば朝起きて，ご飯を食べ，会社や学校に行って，友達と噂話をし，テレビゲームをして，DVDを見て，眠る。毎日が順当に反復していく限り，生まれてからずっと自分が自分であることを疑いもなく確信する現存在として私たちは存続していきます。この幸福な蜃気楼は，死に直面したり，大きな喪失体験があれば当然一時的には揺らぐわけですが，そうでない場合には，ソクラテスが「死の練習」と呼んだ作業を貫徹し，つまりはキルケゴールの絶望の階梯を上っていかなければ，構造的に晴れないようになっていて私たちを保護してくれています。

　ヘルトは，『生き生きとした現在』[1]という著書の中で，『存在と時』と同じ主題を取り扱っています。しかし，最終的な結論は似通っていてもそ

こに至る道筋において，ヘルトの語り口には人という存在についての素朴なオプティミズムに溢れていて，それはハイデッガーの基本的にペシミズムに満ちた語り口と好対照を成しています。ヘルトは，私たちは現にこうして立派に生きているのだから，人として生きることが成立するための前提条件である行為する私と私が行為していることを自覚することとの間の亀裂の修復は既に事実として行われているに違いないというオプティミズムを展開しています。つまり，私の内にあるこの亀裂が何らかの形で架橋されていなければ私が人として生きることは成立しない。しかし私は現にこうして人として生きている。だから，私の亀裂は事実として架橋されているのだというのがヘルトの論法です。しかし，こうした論法は，現存在が最も一般的に取る生き残りのための戦略，気晴らしとお喋りで自身の非在から目を背けるという手法を追認することであり，哲学の基本科目である死の練習を放棄することです。デカルト的な心身二元論に立つ限り，存在論的差異をどのようにして架橋するかという原罪の問題は，私たちが人という形を成すためには，あらかじめ答えておかなくてはならない焦眉の急を要する問いであると自覚することが，キルケゴールの絶望であり，ソクラテスの死の練習であると思うのです。

スピノザの幸福

　ヴィクトール・フォン・ワイツゼッカー[*3]についてここで触れておきたいと思います。ワイツゼッカーは，『ゲシュタルトクライス』[2)]という著書を通して本邦の精神科医の間では一時期よく知られていました。ゲシュタルトクライスとは，ドイツ語でそれ以上分割できない最小感覚単位という意味合いを持つゲシュタルトという言葉と円を意味するクライスという言葉の合成語です。ワイツゼッカーはその本の中で，感覚という入力と運動

[*3] Viktor von Weizsacker (1886-1957)。身体疾患と精神とのかかわりを深く考察した内科医。

という出力からなる反射という概念に異を唱え，感覚と運動が不可分に結びついた円環であることを強調しました。環界との間にこうした切れ目のない感覚・運動ゲシュタルトクライスを形成し続けることがワイツゼッカー的には「主体的」と呼ばれ，こうした「主体性」は人間の特権的な性質ではなく，アメーバーにもある生き物全体の特質としてそこでは捉えられています。

　ゲシュタルトクライスとして感覚運動単位が生成されることの効果として出現するこの主体には，自らの根拠から少なくともいったんは分断されたデカルト的な身体を持つ主体とは異なり，行動している自分とそれを自覚する自分との間の裂け目がありません。キルケゴールの絶望の階梯は，この裂け目をどうしようもなく架橋できず，自らの根拠に戻っていけないことから始まりますし，人が自らの根拠へともはや戻れないことこそが原罪ですから，ゲシュタルトクライスの主体は罪なき主体と呼ぶこともできます。

　感覚・運動ゲシュタルトが切れ目なくつながっている罪なき主体が，人において現れる時の単純なイメージは，たとえばてんかん発作における自動症にみることができます。私が10年以上お付き合いし，今では発作がなくなっているある女性は，出合った当時には側頭葉てんかんによる複雑部分発作[*4]が頻発していました。ある時彼女には，複雑部分発作が何度か群発している間に，京都駅から新潟へ向かうスキーバスに乗り，切符を持っていなかったために途中でバスから降ろされるというエピソードが起こりました。彼女は，どうやって自分がスキーバスに乗ったかもスキーバスの停留所までどうやって歩いていったのかも後からは思い出せませんでした。切符を切られるまでスキーバスの一員として受け入れられていたことを考えると，彼女は周りの人にそれほど奇異な印象を与えていたわけではなく，スキーバスに乗れる程度には環界との間の感覚・運動ゲシュタル

[*4] 意識消失を伴い意識消失中に無意識的にさまざまの自動症と呼ばれる行為を行う発作。口をむにゃむにゃさせる口部自動症は特徴的。海馬・扁桃核の興奮と症状が対応する。

トクライスは成立していたと考えられます。しかし，複雑部分発作後の朦朧状態においては，自分が今どこにいて何をしているのか，今は何時なのか，周りにいるのは誰なのかといった世界の中における自分の位置についての基本的な情報は失われていることが多く，さらに，ほとんどの場合，その時に受け答えしたことは後からは思い出すことができません。ある程度回復した時点ではもうろう状態にあっても，痛みとか差し迫った危険には反応することができますが，応対は短絡的・反射的で本来のその人の人格との連続性は断たれています。

　もっと行動異常が微妙な場合もあります。ある側頭葉てんかんの男性は，病棟の行事であるバスケットの試合の最中に発作になりましたが，沢山の人が目撃していながら誰にも気づかれずに一見普通にバスケットの試合を続行し，得点も何点か入れながら最後まで行うことができました。しかし後からその時のことを彼は全く覚えておらず，そう言われてその試合を振り返って考えてみると，その間，彼の表情は硬く，受け答えはいつもの彼とは違ってぶっきらぼうかつぞんざいで無表情であったという感想に周囲で見ていた私たちは一致しました。

　自動症の最中においても，刻々と過ぎ去る状況の断片では，環界との間に合目的的な感覚・運動ゲシュタルトクライスは形成されていて，場合によっては，実際の行動にはごくわずかな影響しか与えないほど，その欠落は微妙な場合もあります。デカルト的身体に宿る主体が自身の行為を刻一刻と微妙なずれを生じながら後追いしなければならないかのような様相を呈するのに対して，ワイツゼッカー的・スピノザ的な行為の主体は，感覚・運動ゲシュタルトの一部としての行為が生成される際にそれと不即不離に寄り添って同時的に出現しています。自動症の最中に機能を停止しているのは，まさにこのデカルト的主体に他なりません。

　木村敏先生は，『生命のかたち/かたちの生命』[3]という本の中で，デカルトの「コギト」についておもしろい解釈を述べておられます。デカルトの「コギト」はそこでは，「わたし自身の行為に寄り添うような仕方で感じられる生命の自発性の現れ」，「いまここにわたしが生きているというアク

チュアルな事実が，わたし自身に直接現れて感じとられる『感覚』」と表現されています。この「コギト」は，そのまま「わたしはある」という自己存在の事実としての「スム」でもあるとも述べられています。ですから，通常「われ思う，ゆえにわれあり」と訳される「コギト・エルゴ・スム」の「エルゴ」は，「ゆえに」という意味ではありえない。「コギト」と「スム」の間には原因や根拠や理由を求めなくてはならないような隙間は一切開いておらず，「コギト」そのものにおいて，「スム」はいかなる疑いを差し挟む余地もなく，絶対に自明な事実として成立している。これが木村先生の解釈です。この信仰告白は確かに自動症の最中にも機能するワイツゼッカー的な主体，最終的にはスピノザ的な主体に関しては正しそうに感じられます。

　しかし，デカルト的な主体を生きる私たちが知りたいのは，自動症の最中に失われるほうの私のことです。「コギト」は，確かに『生命のかたち/かたちの生命』で言われているように，私自身の行為に不即不離に寄り添うような仕方で発現する何事かではあると思うのですが，「いまここにアクチュアルな事実として生きている」のは，あくまでも感覚・運動ゲシュタルトが環界とかかわった効果として生じたワイツゼッカー的・スピノザ的主体であって，それが私なるものなのかどうかについて私は確信が持てません。「コギト・エルゴ・スム」とは，生き物としての私の主体から引き離されたが故に，私は今や人として存在していると解釈することもできます。そしてこのように解釈するならば，コギトは生命の自発性の現れではなくて，今や私は至福の状態であった動物の直接的な生から追放され，人となってしまったという失楽園の宣言と受け取らねばならないことになります。

　私たちは，独立して機能する有機交流電燈，つまりは，環界との間に感覚・運動ゲシュタルトを過不足なく形成している存在としては生まれてはきませんでした。私たちは，感覚運動器としては極めて未熟で，放置されれば数日で間違いなく命を落とすような不完全な存在として生まれ，家族という因果の網の目の中の1つの結節点としてしか生きられない存在

として生を受けました。この因果の網の目の中に生まれたということ（column 14 → 178 頁）が，私たちの身体を特別に官能的な身体としたようにも思えます。私は，「風景やみんなといつしょに　せはしくせはしく明滅し」ているのですが，今や「いかにもたしかにともりつづけ」ているわけではなくて，せわしい明滅と明滅の間を1つのものとして貫く「わたくしといふ現象」があるのかないのか，時に確信が持てなくなります。どうやら確からしいのは，私の内側で自分探しをする限り，また脳から眺める限り，1つのものとして私を貫くような「わたくしといふ現象」は見つかりそうもないということです。

　リベットの実験とリベットによるその解釈をもう一度思い起こしていただきたいと思います（column 5 → 46 頁）。私たちが単純に動物であったならば，私たちは基本的には脳が準備した未来をそのまま幸福に生きるのだろうと思うのです。

文献

1) Klaus : Held : Lebendige Gegenwart. Martinus Nijhoff, 1966/新田義弘, 他（訳）: 生き生きとした現在. 北斗出版, 1988
2) Viktor von Weizsacker : Der Gestaltkreis. Theorie der Einheit von Wahrnehmen und Bewegen. Thieme, Stuttgart, 1950/木村敏, 濱中淑彦（訳）: ゲシュタルトクライス―知覚と運動の人間学. みすず書房, 1995
3) 木村敏 : 生命のかたち/かたちの生命. 青土社, 1992

参考文献

1) Alexander MP, Stuss DT, Benson DF : Capgras syndrome : A reduplicative phenomenon. Neurology 29 : 334-339, 1979
2) Bliss TV, Lomo T : Long-lasting potentiation of synaptic transmission in the dentate area of the anaesthetized rabbit following stimulation of the perforant path. J Physiol 232 (2) : 331-356, 1973
3) Damasio A : The feeling of what happens ; body and emotion in the making of consciousness. Harcourt, San Diego, 1999
4) Damasio A : Looking for Spinoza. Joy, sorrow, and the feeling brain. Harcourt, Orland, 2003
5) Delgado JMR, Sevillano E : Evolution of repeated hippocampal seizures in the cat. Electroenceph Clin Neurophysiol 13 : 722-733, 1961
6) Deleuze G : Le Bergsonisme. PUF, Paris, 1968
7) Denett DC : Consciousness explained. Penguin Books, London, 1993
8) Ey H : La Conscience. Descle De Brouwer, Paris, 1963/大橋博司（訳）: 意識. みすず書房, 1969
9) Ey H : Des idées de Jackson à un modèle organo-dynamique en psychiatrie. Edouard, Toulouse, 1975/大橋博司, 三好暁光, 濱中淑彦, 大東祥孝（訳）: ジャクソンと精神医学. みすず書房, 1979
10) Ey H, Ajuriaguerra J, Hécaen H : Les rapports de la neurology et de la psychiatrie. Hermann, Paris, 1976
11) Freud S : Entwurf der naturwissenschaftlichen Psychologie/小此木啓吾（訳）: 科学的心理学草稿. フロイト著作集第7巻, pp 231-320, 人文書院, 1974
12) Freud S : Jenseits des Lustprinzips. GW-XIII3/須藤訓任（訳）: 快原則の彼岸. フロイト全集第17巻, 岩波書店, pp 55-125, 2006
13) Geschwind N : Disconnection syndromes in animals and man. Brain 88 : 237-294, 585-644, 1965
14) Gloor P : Consciousness as a neurological concept in epileptology : a critical review. Epilepsia 27 (Suppl 2) : S14-26, 1986
15) Goddard GV, McIntyre DC, Leech CK : A permanent change in brain function resulting from daily electrical stimulation. Exp Neurol 25 : 295-330, 1969
16) 羽根晃, 西岡和郎, 小出浩之 : 破瓜型（非・妄想型）分裂病の諸段階・言語論

的「差異と関係づけ」からする精神病理学的一考察. 精神経誌 93：933-950, 1991
17) Harrington A : Medicine, mind, and the double brain. A study in nineteenth-century thought. Princeton University Press, New Jersey, 1987
18) Heidegger M : Sein und Zeit. Max Niemeyer, Tubingen, 1977
19) Held K : Lebendige Gegenwart. 1966/新田義弘, 他 (訳)：生き生きとした現在―時間と自己の現象学. 北斗出版, 1988
20) Jackson JH : On the scientific and empirical investigation of epilepsies. Medical Press and Circular 1：63-65, 129-131, 173-176, 313-316, 1876
21) Jackson JH : Notes on cases of diseases of the nervous system (under the care of Dr. Hughlings Jackson). The Medical Times and Gazette 2：700-702, 1876
22) Jackson JH : On affections of speech from disease of the brain. Brain 2：324-356, 1880
23) James W : The principles of psychology. Vol. I. Henry Holt & Co, London, pp229-231, 1890. (republished by General Publishing Company, Toronto, 1950)
24) Jaspers K : Allgemeine Psychopaholoie. Neunte Auflage. Springer, Berlin, 1973
25) 兼本浩祐：夢様状態 "dreamy state" の精神病理―Jackson の主体意識と対象意識をめぐって. 臨床精神病理 16：37-46, 1995
26) 兼本浩祐, 濱中淑彦, 大橋博司：連合型視覚失認を示した脳梗塞の一例―その視覚＝言語学的水準における障害の記号学的意味. 神経心理学 2：144-151, 1986
27) 河本英夫：オートポイエーシス―第三世代システム. 青土社, 1995
28) Keller H : The story of my life. Penguin Putnam, New York, p2002/岩崎武夫 (訳) わたしの生涯. 角川書店, pp30-31, 1996
29) 木村敏：自己・あいだ・時間―現象学的精神病理学. 弘文堂, 1981
30) 木村敏：生命のかたち/かたちの生命. 青土社, 1995
31) 小出浩之：シニフィアンの病い. 岩波書店, 1986
32) クリプキ・S・A/八木沢敬, 野家啓一 (訳)：名指しと必然性―様相の形而上学と心身問題. 産業図書, 1985
33) 桑子敏雄：エネルゲイア―アリストテレス哲学の創造. 東京大学出版会, 1993
34) Libet B, Gleason CA, Wright EW, Pearl DK : Time of conscious intention to act in relation to onset of cerebral activity (readiness-potential). The unconscious initiation of a freely voluntary act. Brain 106：623-642, 1983
35) 丸山圭三郎：文化のフェティシズム. 勁草書房, 1984
36) Minkowski E : Le Temp veçu―etudes phenomenologiques et psychopathologiques. Delachaux et Niestlé, Neuchâtel, 1968/中江育生, 清水誠 (訳)：

生きられる時間―現象学的・精神病理学的研究 (1). みすず書房, 1972
37) 茂木健一郎：クオリア入門―心が脳を感じるとき. 筑摩書房, 2006
38) 長井真理：内省の構造―精神病理学的考察. 岩波書店, 1991
39) 苧阪直行：意識とは何か―科学の新たな挑戦. 岩波書店, 1996
40) 苧阪直行：意識のワーキングメモリ仮説. 苧阪直行（編）：意識の認知科学―心の神経基盤. 共立出版, pp1-22, 2000
41) Shallice T, Warrington EK : Auditory-verbal short-term memory impairment and conduction aphasia. Brain Lang 4 : 479-491, 1977
42) 下村寅太郎：スピノザ，ライプニッツ. 中央公論社, 1980
43) Spitzer M : Geist im Netz. Spektrum Akademischer Verlag, 1996／村井俊哉・山岸洋（訳）：脳 回路網のなかの精神―ニューラルネットが描く地図. 新曜社, 2001
44) 立川健二：言語学，言語哲学，文学―ソシュールからソシュールへの道のり. 言語哲学の地平. pp52-66, 夏目書房, 1993
45) Temple G, Johnson C : Animals in translation―using mysteries of autism to decode animal behavior／中尾ゆかり（訳）：動物感覚―アニマル・マインドを読み解く. 日本放送出版協会, 2006
46) Teuber HL : Somatosensory disorders due to cortical lesions. Neuropsychologia 3 : 287-294, 1965
47) やまだようこ：ことばの前のことば―ことばが生まれるすじみち 1. 新曜社, 1987
48) 山鳥重：記憶の神経心理学. 医学書院, pp82-85, 2002

和文索引

あ

アクティングアウト　18
アジュリアゲラ（de Ajuriaguerra, Julian）　27
アスペルガー症候群　123
アスペルガー的知性　123
アリストテレス　94
　　──の種と類　94
新たな質　58

い

イデア論　91
いないいないばあ遊び　154
意識　127
　　──，身体感覚としての　146
　　──，フロイトの　151
　　──の芯　141
　　──のハードプロブレム　9
意識野　143
意味性語新作　84
意味を奪われた知覚　64
一元論　181

う

ウィドロー・ホッフの学習則　107
ウィニコット（Winnicott, Donald Woods）　81
ヴィゴツキー（Vygotsky, Lev Semenovich）　57
ヴィドロー（Widrow, Bernard）　107
ヴェイユ，シモーヌ（Weil, Simone）　11
運動暴発　19

え

エイ，アンリ（Ey, Henri）　26, 143
　　──の自己意識　141
エカン（Hécaen, Henri）　27
エーデルマン　148
　　──の意識論　148, 177
エパデーケー　94
エピステーメー　94
エントレインメント　74

か

カプグラ症候群　87
ガル，フランツ-ヨゼフ　3, 26
仮想中枢　177
科学的心理学，フロイトの　158
過渡的対象　81
快原則　153
『快原則の彼岸』，フロイトの　151
解離　12
外因　30
外因・内因・心因　29
概念の系列，ロッシュの　116
覚醒性の意識　127
神の息吹　2
官能性の剥奪，身体からの　167
官能的身体　169
神田橋條治　164
間接プライミング　129
漢方治療　164
眼窩部前頭前野　142

き

キャステル，ピエール-アンリ（Castel, Pierre-Henri）　173
キルケゴール（Kierkegaard, Søren Aabye）　182
　── の絶望の階梯　183
木村敏　42, 178, 186
記憶　176
器官，ガルの　3
機械論　2
機能主義　56
擬死反射　19
逆転のルール　77
教師付きの学習　109
局在論　172
局所性解体　26
均一性解体　26

く

クオリア　55
クオリア問答　53
クライスト（Kleist, Karl）　4
クリプキ（Kripke, Saul Aaron）　93
クレッチマー　19
グリア　161
グルーア　146
空間化　41
群概念理論　93

け

ゲシュビント（Geshwind, Norman）　65
　── の離断仮説　65
欠神発作　147
欠神発作重積状態　24
言語名称目録観　65
原型　116
現象学　27

現象学的精神病理学　42

こ

コナトゥス
　──，スピノザの　45, 143
　──，ダマジオの　141
コホーネン（Kohonen, Teuvo）　106
　── の学習則　106, 111
古典的局在論　6
語新作　83
高機能自閉症　123
構成される意識　143
構成する意識　143

さ

サール，ジョン（Searle, John Rogers）　57
再帰性意識　128, 138
　──，ジャクソンの　133
　──，領域横断的ワーキングメモリと　133
再入力　148
最基底還元主義の放棄　58

し

シナプスの伝導効率　101, 108
シャルコー（Charcot, Jean Martin）　20
シュピッツァー（Spitzer, Manfred）　37
ジェスチャー　76
ジャクソン，ジョン・ヒューリングス（Jackson, John Hughlings）　127
　── の再帰性意識　133
ジャネ，ピエール　12
死の欲動　154
死の練習　183
思考伝播　35
視覚失認　64
自意識，ジャクソンの　127

自己意識　143
　——，アンリ・エイの　141
自由意志　44
『失語症論』，フロイトの　171
失語図式，リヒトハイムの　6
失声症　24
失認　64
実体的二元論　48
若年ミオクロニーてんかん　99
主体性，ワイツゼッカーの　185
種と類，アリストテレスの　94
十全明証　96
純粋持続　41
純粋例　67
松果体　42
常同行為　79
心因　31
心身相関論の議論の枠組み　60
心身並行論　48
心的装置，フロイトの　173
身体からの官能性の剥奪　167
身体感覚としての意識　146
神経回路網　33
診断の暴力性　167

す

スピノザ（de Spinoza, Baruch）
　　　　　　　　1, 45, 184
　——のコナトゥス　143
随伴現象論　43, 148

せ

生気論　2
正のプライミング効果　129
聖痕　12
精神神経疾患の3つの水準　7
精神分析　27
　——における心的装置　177
脊髄癆　21

説明的二元論　49
絶望の階梯，キルケゴールの　183
先験的モジュール性　67, 68
全体論　171

そ

蒼古的　101
操作的診断基準　9
臓器の外在化　168

た

タイプ相同性　50
タウスク，ヴィクトール（Tausk, Viktor）　140
ダイナミック・コア　148, 177
ダマジオ（Damasio, Antonio）　141
　——の意識論　146
　——のコナトゥス　141
多発性硬化症　21
体験形式の異常　32
体験の一期一会性　53

ち

チャーマーズ，デイビッド（Chalmers, David John）　9
チューリング（Turing, Alan Mathison）　57
地平現象　96
中国語の小部屋　57
「中枢」概念，マイネルトの　175
長期増強　101
超皮質性感覚失語　58
直列化　137

て

テンプル・グランディン（Grandin, Temple）　124

ディーター・ヤンツ（Janz, Dieter） 99
デカルト（Descartes, René） 1, 181
デカルト的二元論 5, 41, 181
デネット，ダニエル（Dannett, Daniel Clement） 135
デルタ則 107, **109**
定義的特性理論 115
定型欠神発作 147
適者生存 128

と

トイバー（Teuber, Hans-Lukas） 66
―― の二重解離 66
トークン相同性 52
等価性理論 49
同一性の拡散 87
同名性 91
道具性の機能 5

な

ナーゲル，トーマス（Nagel, Thomas） 53
内因性精神疾患 29, 33

に

ニューロン 161
二元論
 ――，実体的 48
 ――，説明的 49
 ――，デカルト的 5, 41, 181
二重解離，トイバーの 66

ぬ・ね・の

ヌース 94
ネオロギスム 83

ノエシス・ノエマ 42, 178
脳梁繊維の切断 65

は

ハイデッガー（Heidegger, Martin） 181
バインディング 148
バックプロパゲーション 107, 117
排他的唯物論 43
発達心理学 74
反地平現象 96
半具象 73
万能チューリングマシン 57

ひ

ヒステリー 11
ピアジェ（Piaget, Jean） 74
非けいれん性発作重積状態 25
左海馬 51

ふ

フッサール（Husserl, Edmund Gustav Albrecht） 42
フレーゲ（Frege, Friedrich Ludwig Gottlob） 93
フロイト
 ―― の意識 151
 ―― の科学的心理学 158
 ―― の『快原則の彼岸』 151
 ―― の『失語症論』 171
 ―― の心的装置 173
 ―― の無意識 27, 158
ブール，ジョージ（Boole, Goerge） 105
プライミング **129**, 153
プラトン 91
プロトタイプ理論 116
付随現象論 43
分析哲学 93

へ

ヘッブ，ドナルド（Hebb, Donald Olding）　102
　——の学習則　102, 106, 108
ヘレン・ケラーの"w-a-t-e-r"　69
ベルクソン，アンリ（Bergson, Henri）　41
ベンゾジアゼピンの離脱症状　24
並列処理の直列化　135
変換器説，デカルトの　42
扁桃核　51
　——のてんかん放電　52

ほ

ホッフ（Hoff Jr., Marcian Edward "Ted"）　107
ホムンクルス　2, 151
ポワン・ド・キャピトン　85, 88

ま・み・む

マイネルト（Mynert, Theodor）　175
　——の「中枢」概念　175
ミラー・ニューロン　77
ミル，ジョン・スチュアート（Mill, John Stuart）　93
ミンスキー（Minsky, Marvin）　107
「みる-うたう」の関係　74

無意識，フロイトの　27, 158

め

メスラム（Mesulam MM）　155
メタノエシス　178

も

モザイク主義　4
燃え上がり増強　101
網様体賦活系の障害　147
物まねニューロン　77

や・ゆ

ヤスパース（Jaspers, Karl）　3, 5, 165
　——の了解　32
やまだようこ　73

指さし　75

ら

ライプニッツ（Leibniz, Gottfried Wilhelm）　105
　——の法則　50
ラカン，ジャック（Lacan, Jacques）　27, 88
ラッセル（Russel, Bertrand Arthur William）　93
ラメルハート，デビッド（E. Rumelhart, David）　107
　——の学習則　107, 117

り

リヒトハイム（Lichtheim, Ludwig）　6, 68
　——の失語図式　6
リビドー　170
リベット，ベンジャミン（Libet, Benjamin）　44, 46
　——の心理実験　44
リベット論，深尾の　46
離散的な値　105
離断仮説，ゲシュビントの　65

了解 **31**, 165
　──, ヤスパースの 32
了解可能性 32
了解不能性 32
領域横断的ワーキングメモリと再帰性
　意識 133

る・れ

ルアッハ 2
ルーリア (Luria, Alexander) 57

レス・エクステンシア 41
レス・コギタンス 41

連合型視覚失認 64

ろ

ロッシュ (Rosch, Eleanor) 116
　── の概念の系列 116
蝋様硬直 24

わ

ワーキングメモリ 133
ワイツゼッカー (von Weizsacker, Viktor) 184
ワロン (Wallon, Henri) 74

欧文索引

A

absence status　25
amygdala　51
archaic　101
α 波　18

B・C

benzodiazepine　24

Capgras syndrome　87
core consciousness　141
corpus callosum　65

D・E

DSM 診断と内因　9

emergent property　58
entrainment　74
epiphenomenalism　43, 148
extended reticular thalamic activating system (ERTAS)　147

F

Fort-Da　154
functionalism　56

H・I

hippocampus　51
Homunculus　2

identity diffusion　87

K・L

kindling-induced potentiation　101

long-term potentiation　101

M・N

motorische Schablonen　19
multiple sclerosis　21

neologism　83
non-convulsive status epilepticus　25

O・P

orbitomedial prefrontal cortex (OMPFC)　142

percept stripped of its meaning　64
point de capiton　88
psychogenic aphonia　24

R

res cogitans　41
res extensia　41
reversal rule　77

S

SPECT　17
substance dualism　42

T

tabes dorsalis　21
token identity　52
transitional object　82
type identity　50

V・W

vigilance　127

waxy flexibility　24